Therapie primärer Kopfschmerzen in der Praxis

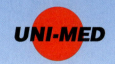

UNI-MED Verlag AG
Bremen - London - Boston

Prof. Dr. med. Dipl. Psych. Hartmut Göbel
Neurologisch-verhaltensmedizinische Schmerzklinik Kiel
Heikendorfer Weg 9-27
D-24149 Kiel
Tel.: +49-431/20099-65
Fax: +49-431/20099-35
E-Mail: hg@schmerzklinik.de
www.schmerzklinik.de

Göbel, Hartmut:
Therapie primärer Kopfschmerzen in der Praxis/Hartmut Göbel.-
2. Auflage - Bremen: UNI-MED, 2006

© 2003, 2006 by UNI-MED Verlag AG, D-28323 Bremen,
International Medical Publishers (London, Boston)
Internet: www.uni-med.de, e-mail: info@uni-med.de

Printed in Germany

Das Werk ist urheberrechtlich geschützt. Alle dadurch begründeten Rechte, insbesondere des Nachdrucks, der Entnahme von Abbildungen, der Übersetzung sowie der Wiedergabe auf photomechanischem oder ähnlichem Weg bleiben, auch bei nur auszugsweiser Verwertung, vorbehalten.

Die Erkenntnisse der Medizin unterliegen einem ständigen Wandel durch Forschung und klinische Erfahrungen. Die Autoren dieses Werkes haben große Sorgfalt darauf verwendet, dass die gemachten Angaben dem derzeitigen Wissensstand entsprechen. Das entbindet den Benutzer aber nicht von der Verpflichtung, seine Diagnostik und Therapie in eigener Verantwortung zu bestimmen.

Geschützte Warennamen (Warenzeichen) werden nicht besonders kenntlich gemacht. Aus dem Fehlen eines solchen Hinweises kann also nicht geschlossen werden, dass es sich um einen freien Warennamen handele.

UNI-MED. Die beste Medizin.

In der Reihe UNI-MED SCIENCE werden aktuelle Forschungsergebnisse zur Diagnostik und Therapie wichtiger Erkrankungen "state of the art" dargestellt. Die Publikationen zeichnen sich durch höchste wissenschaftliche Kompetenz und anspruchsvolle Präsentation aus. Die Autoren sind Meinungsbildner auf ihren Fachgebieten.

Wir danken folgenden Mitgliedern unseres Ärztlichen Beirats für die engagierte Mitarbeit an diesem Buch: Dr. Maria Bellinger, Dr. Helmut Feldmann, Dr. Anette-Charlotte Schwerin-Nagel, Joanna Smolinska und Dr. Olaf Süss.

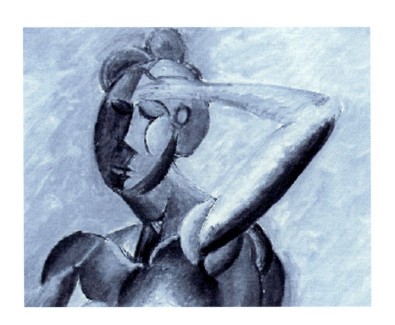

Vorwort zur 1. Auflage

Migräne und Kopfschmerzen zählen zu den häufigsten Erkrankungen, die Patienten zum Arzt führen. Rund 74 % der Bevölkerung gibt Kopfschmerzen an, die erheblichen Leidensdruck verursachen. Obwohl mittlerweile mehr als 200 Kopfschmerzformen unterschieden werden, sind nur zwei davon für rund 92 % aller Kopfschmerzen verantwortlich: 54 % werden durch den Kopfschmerz vom Spannungstyp und 38 % durch die Migräne bedingt.

Diese Kopfschmerzerkrankungen bilden zusammen mit dem viel selteneren Clusterkopfschmerz und einigen weiteren sehr raren speziellen Unterformen die Gruppe der primären Kopfschmerzen. Sie sind die Hauptgründe für mannigfaltiges individuelles Leiden, sowie Störungen des beruflichen und sozialen Lebens. Zudem zählen sie zu den häufigsten Gründen für die Beeinträchtigung der Produktivität, den Arbeitsausfall und die vorzeitige Erwerbsunfähigkeit.

Primäre Kopfschmerzen sind eigenständige Erkrankungen. Sie sind nicht Symptom einer anderen Erkrankung, die es nur aufzudecken und zu therapieren gilt, damit die Kopfschmerzen remittieren.

Primäre Kopfschmerzen erfordern deshalb eigenständiges Wissen zur Diagnostik, Pathophysiologie und Therapie. Im vorliegendem Buch habe ich daher für die tägliche Praxis das nötige Know-How zur effektiven Behandlung der Migräne, des Kopfschmerzes vom Spannungstyp und des Clusterkopfschmerzes zusammengefasst. Ich wünsche den anwendenden Kolleginnen und Kollegen bei der Umsetzung viel Erfolg.

Kiel, im Mai 2003 *Hartmut Göbel*

Vorwort zur 2. Auflage

Die Kopfschmerzforschung der letzten Jahre gehört zu den erfolgreichsten Feldern der neurologischen Forschung. Seit Erscheinen der letzten Auflage haben sich mannigfaltige Fortschritte im Verständnis der Mechanismen, der Klassifikation, der Diagnostik und in der Behandlung von Kopfschmerzen ergeben. Diese aktuellen Entwicklungen wurden in das Buch aufgenommen. Sie schließen die Berücksichtigung der 2. Auflage der Kopfschmerzklassifikation der Internationalen Kopfschmerzgesellschaft, neue Krankheitsbilder, aktuelle pathophysiologische Erkenntnisse und mannigfaltige Fortschritte in der Therapie ein.

Die Kopfschmerztherapie hat sich international als eine Kerndisziplin der Neurologie etabliert. Insbesondere Patienten mit komplizierten, häufigen, lang anhaltenden und schweren Kopfschmerzerkrankungen benötigen eine speziell organisierte und multidisziplinäre Kopfschmerzbehandlung. Diese zweite Auflage soll mit dazu beitragen, dass Therapeuten und Kopfschmerzpatienten das aktuelle Wissen zur erfolgreichen Behandlung verfügbar wird.

Kiel, im Juni 2006   *Hartmut Göbel*

Inhaltsverzeichnis

1.	**Migräne**	**14**
1.1.	Definition	14
1.2.	Klinisches Bild	14
1.3.	Epidemiologie	15
1.4.	Pathophysiologie	15
1.4.1.	Vaskuläre Theorie der Migräne	15
1.4.2.	Neuronale Theorie der Migräne	17
1.4.3.	Das trigeminovaskuläre System bei Migräne	18
1.4.4.	Serotonin	19
1.4.5.	Dopamin bei Migräne	19
1.4.6.	Sympathisches Nervensystem	19
1.4.7.	Genetische Prädisposition	20
1.5.	Verhaltensmedizinische Therapie	21
1.5.1.	Auslöser vermeiden	21
1.5.2.	Analyse der Bewältigungsstrategien	21
1.5.3.	Edukation	22
1.5.4.	Verhaltensmedizin	22
1.5.5.	Weniger Stress, mehr Selbstsicherheit	22
1.5.6.	PMR - Der schnelle Weg zur Entspannung	22
1.5.7.	Biofeedback - Stress bewusst wahrnehmen und abwehren	23
1.5.8.	Nach den Schmerzen ist die Migräne nicht vorbei	23
1.5.9.	Merkhilfe Migränepass und Kopfschmerzkalender	23
1.6.	Die medikamentöse Therapie des Migräneanfalles	23
1.6.1.	Attackenkupierung vs. Attackenprophylaxe	23
1.6.2.	Voraussetzung für die Wirksamkeit	24
1.6.3.	Die verschiedenen Therapiesituationen	24
1.6.4.	Warnsymptome	25
1.6.5.	Allgemeine Maßnahmen: Reizabschirmung	25
1.6.6.	Medikamentöse Maßnahmen bei Ankündigungssymptomen	26
1.6.7.	Medikamentöse Behandlung der leichten Migräneattacke	26
1.6.8.	Behandlung der schweren Migräneattacke	30
1.6.9.	Ergotalkaloide	31
1.6.10.	Triptane	32
1.6.10.1.	Wirkungsweise der Triptane	32
1.6.10.2.	Kontraindikationen gegen den Einsatz von Triptanen	33
1.6.10.3.	Nebenwirkungen der Triptane	34
1.6.10.4.	Wiederkehrkopfschmerzen	34
1.6.10.5.	Kombination mit NSAR	34
1.6.10.6.	Triptanhöchstdosen	34
1.6.10.7.	Nichtansprechen auf ein Triptan und Triptanrotation	36
1.6.10.8.	Einnahmezeitpunkt von Triptanen	36
1.6.10.9.	Kombination von Triptanen mit anderen Substanzen	36
1.6.10.10.	Allgemeine Regeln zum Einsatz von Triptanen	36
1.6.10.11.	Triptanprofile	37
1.6.10.12.	Triptanvergleiche	37
1.6.10.13.	Optimierung des Einnahmezeitpunktes	40
1.6.10.14.	Individuelle Auswahl der Triptane	40
1.6.10.15.	Limitierung des Einsatzes von selektiven Serotoninagonisten	47
1.6.11.	Sozioökonomischer Stellenwert	48

1.6.12.	Maßnahmen bei Notfallkonsultation oder Klinikaufnahme	49
1.6.13.	Behandlung des Status migraenosus	49
1.6.14.	Typische Fehler und Probleme in der Migräne-Kupierung	50
1.7.	**Prophylaxe der Migräne**	**51**
1.7.1.	Indikationen	51
1.7.2.	Allgemeine Regeln	52
1.7.2.1.	Behandlungsziel "Effektivität"	52
1.7.2.2.	Behandlungsziel "Verträglichkeit"	54
1.7.2.3.	Behandlungsziel "Unbedenklichkeit bei Langzeiteinnahme"	54
1.7.3.	Auswahl der Migräneprophylaktika	54
1.7.3.1.	Betarezeptorenblocker	57
1.7.3.2.	Kalziumantagonisten	58
1.7.3.3.	Antidepressiva	60
1.7.3.4.	Serotoninrezeptorantagonisten	61
1.7.3.5.	Valproinsäure	63
1.7.3.6.	Gabapentin	63
1.7.3.7.	Topiramat	65
1.7.3.8.	Acetylsalicylsäure und nichtsteroidale Antiphlogistika	66
1.7.3.9.	Ergotalkaloide	67
1.7.3.10.	Magnesium	67
1.7.3.11.	Tanacetum parthenium	67
1.7.3.12.	Extr. Rad. Petasitis spissum (Pestwurzextrakt)	67
1.7.3.13.	Vitamin B_2	69
1.7.3.14.	Lisinopril	71
1.7.3.15.	Botulinumtoxin	71
1.7.3.16.	Naratriptan	74
1.8.	**Menstruelle Migräne**	**75**
1.9.	**Hormontherapie**	**76**
1.10.	**Schwangerschaft und Migräne**	**76**
1.10.1.	Prophylaxe	76
1.10.2.	Akutmedikation	77
1.11.	**Kinder und Jugendliche**	**77**
1.11.1.	Attackentherapie	77
1.11.2.	Medikamentöse Prophylaxe	78
2.	**Kopfschmerz vom Spannungstyp**	**82**
2.1.	**Definition**	**82**
2.2.	**Epidemiologie**	**83**
2.3.	**Pathophysiologie**	**83**
2.3.1.	Pericraniale Muskelschmerzempfindlichkeit	83
2.3.2.	Interaktion von peripheren und zentralen Mechanismen	83
2.3.3.	Aggravierende Faktoren	84
2.3.4.	Störung der Kaufunktion (Oromandibuläre Dysfunktion)	85
2.3.5.	Medikamentenübergebrauch	85
2.3.6.	Multifaktorielle Entstehung	86
2.3.7.	Kombiniertes Auftreten mit anderen Kopfschmerzformen	86
2.4.	**Therapie**	**86**
2.4.1.	Entscheidungswege	86
2.4.2.	Kontrolle des Medikamentenkonsums	87
2.4.3.	Verhaltensmedizinische Maßnahmen	88
2.4.4.	Therapie bei Störung der Kaufunktion (sog. Oromandibuläre Dysfunktion)	88

2.4.5.	Medikamentöse Therapie des episodischen Kopfschmerzes vom Spannungstyp	88
2.4.5.1.	Cave: Medikamentenabusus	88
2.4.5.2.	Pfefferminzöl	89
2.4.5.3.	Acetylsalicylsäure	90
2.4.5.4.	Paracetamol	90
2.4.5.5.	Ibuprofen	90
2.4.5.6.	Naproxen	90
2.4.5.7.	Besondere pharmakologische Aspekte	90
2.4.6.	Medikamentöse Therapie des chronischen Kopfschmerzes vom Spannungstyp	93
2.4.6.1.	Rationale und Indikationsstellung	93
2.4.6.2.	Nichtselektive 5-HT-reuptake-Hemmer	94
2.4.6.3.	Selektive 5-HT-reuptake-Hemmer (SSRI)	95
2.4.6.4.	Nichtsteroidale Antirheumatika	95
2.4.6.5.	Muskelrelaxanzien	96
2.4.6.6.	Botulinumtoxin	96
2.4.6.7.	Verschiedene andere Substanzen	97
2.4.7.	Praktisches Vorgehen	98

3. Clusterkopfschmerz — 102

3.1.	Definition	102
3.2.	Epidemiologie	102
3.3.	Klinik	103
3.3.1.	Periodizität	103
3.3.2.	Dauer	103
3.3.3.	Schmerzcharakteristika	104
3.3.4.	Begleitstörungen	104
3.3.5.	Körperliche Unruhe	104
3.3.6.	Auslösefaktoren	104
3.4.	Diagnose	104
3.4.1.	Klinische Analyse	104
3.4.2.	Objektive diagnostische Tests	105
3.4.3.	Provokationstests	105
3.5.	Klinische Untersuchungen	105
3.6.	Differentialdiagnose	106
3.6.1.	Migräne	106
3.6.2.	Chronische paroxysmale Hemikranie	106
3.6.3.	Trigeminusneuralgie	107
3.6.4.	SUNCT-Syndrom	107
3.6.5.	Symptomatische Kopfschmerzen	107
3.7.	Verlauf	107
3.8.	Pathophysiologie	107
3.9.	Verhaltensmedizinische Maßnahmen	110
3.10.	Auswahl der medikamentösen Therapie	110
3.11.	Medikamente zur Prophylaxe	111
3.11.1.	Ergotamintartrat	111
3.11.2.	Verapamil	112
3.11.3.	Lithium	112
3.11.4.	Methysergid	112
3.11.5.	Kortikosteroide	113
3.11.6.	Topische Kortikosteroide	113
3.11.7.	Pizotifen	114

3.11.8.	Valproinsäure	114
3.11.9.	Topiramat	114
3.11.10.	Gabapentin	114
3.11.11.	Capsaicin	114
3.12.	Behandlung der akuten Clusterkopfschmerzattacke	115
3.12.1.	Sauerstoff	115
3.12.2.	Sumatriptan subkutan	115
3.12.3.	Nasale Applikation eines Triptans	116
3.12.4.	Ergotalkaloide	116
3.12.5.	Intranasales Cocain oder Lidocain	116
3.13.	Operative Maßnahmen	116
3.14.	Unwirksame bzw. obsolete Therapieverfahren	116

4.	**Anhang**	**120**
4.1.	Informationsmedien	120
4.2.	Regeln zur Migränebehandlung	120
4.3.	Persönlicher Migränepass, Tipps Für Migräne-Patienten und Kieler Kopfschmerz-Fragebogen	120
4.3.1.	Einführung des Autors	120
4.3.2.	Zehn Tipps für Migräne-Patienten	120
4.3.3.	Details	121

	Index	**131**

Migräne

1. Migräne

1.1. Definition

Migräne ist eine chronische Kopfschmerzerkrankung die sich durch Kopfschmerzattacken mit einer Dauer von 4 bis 72 Stunden manifestiert. Kopfschmerzmerkmale sind einseitige Lokalisation, pulsierende Qualität, mittlere bis schwere Intensität und Verstärkung durch körperliche Aktivität. Begleitsymptome sind Übelkeit, Erbrechen, Lärm- und Lichtüberempfindlichkeit. Die Migräneaura ist ein Komplex verschiedener neurologischer fokaler Symptome, welche vor oder zu Beginn der Kopfschmerzen eintreten können. Ca. 90 % der Attacken treten ohne Aura auf. Ankündigungssymptome können Stunden bis Tage vor der Aura und den Kopfschmerzen auftreten. Sie schließen Müdigkeit, Konzentrationsschwäche, Nackensteifigkeit, sensorische Überempfindlichkeit, Blässe und Gähnen ein.

1.2. Klinisches Bild

Der typische Migränekopfschmerz kennzeichnet sich durch den pulsierenden, pochenden Charakter und das einseitige, seitenwechselnde Auftreten (☞ Abb. 1.1). Der Schmerz erreicht starke Intensitäten und kann durch körperliche Routinetätigkeiten, wie Bücken und Treppensteigen, noch verstärkt werden. Hinzukommen die charakteristischen Begleitsymptome Übelkeit und Erbrechen, sowie Licht- und Lärmempfindlichkeit.

Bei ca. 10 % der Menschen, die an Migräne leiden, beginnt der eigentliche Migräneanfall mit fokalen cerebralen Störungen, einer Aura. Im typischen Fall haben Aurasymptome eine Ausbreitungstendenz über mehrere Minuten hinweg. Die einzelnen Aurasymptome sind innerhalb einer Stunde voll reversibel und spätestens eine Stunde nach Verschwinden des letzten Aurasymptoms beginnt die Kopfschmerzphase. Ca. 90 % aller Migräneauren betreffen das visuelle System. Die Störungen können ganz unterschiedliche Ausprägungen aufweisen, von grellen Lichtblitzen, über Fortifikationsspektren und Flimmerskotome bis zur homonymen Hemianopsie. Eine besonders typische sensorische Aura ist die Ausbreitung von Kribbelparästhesien und/oder einer Hypästhesie von den Fingerspitzen hoch zum Unterarm, weiter über den Oberarm und den Unterkiefer bis zur Zunge. Motorische Auren reichen von einer leichten Ungeschicklichkeit bis zur kompletten Plegie von Extremitäten. Sprachstörungen können sich in dysarthrischen oder aphasischen Störungen äußern.

Der Aura- bzw. Kopfschmerzphase können bei fast 50 % der Betroffenen Hinweissymptome vorangehen. Erregende Hinweissymptome sind u.a. eine allgemeine Hyperaktivität, Heißhunger auf hochkalorische Nahrungsmittel und eine generelle Überempfindlichkeit aller Sinnesorgane ein-

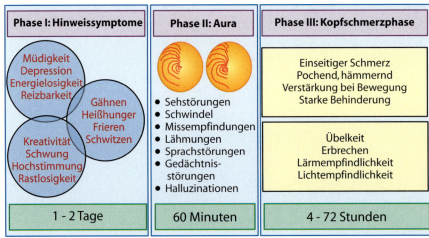

Abb. 1.1: Die Phasen der Migräneattacke.

schließlich erhöhter Anspannung und Empfindlichkeit der perikranialen Muskulatur. Inhibitorische Hinweissymptome sind Müdigkeit, Abgeschlagenheit, Depressivität und Obstipation. Insgesamt werden 22 Formen der Migräne differenziert (☞ Tab. 1.1).

1.1	Migräne ohne Aura
1.2.	Migräne mit Aura
1.2.1	Typische Aura mit Migränekopfschmerz
1.2.2	Typische Aura mit Kopfschmerzen, die nicht einer Migräne entsprechen
1.2.3	Typische Aura ohne Kopfschmerz
1.2.4	Familiäre hemiplegische Migräne
1.2.5	Sporadische hemiplegische Migräne
1.2.6	Migräne vom Basilaristyp
1.3	Periodische Syndrome in der Kindheit, die im allgemeinen Vorläufer einer Migräne sind
1.3.1	Zyklisches Erbrechen
1.3.2	Abdominelle Migräne
1.3.3	Gutartiger paroxysmaler Schwindel in der Kindheit
1.4	Retinale Migräne
1.5	Migränekomplikationen
1.5.1	Chronische Migräne
1.5.2	Status migränosus
1.5.3	Persistierende Aura ohne Hirninfarkt
1.5.4	Migränöser Infarkt
1.5.5	Zerebrale Krampfanfälle, durch Migräne getriggert
1.6	Wahrscheinliche Migräne
1.6.1	Wahrscheinliche Migräne ohne Aura
1.6.2	Wahrscheinliche Migräne mit Aura

Tab. 1.1: Die Klassifikation der Migräne nach der Klassifikation der International Headache Society 2004, 2. Auflage, www.ihs-klassifikation.de.

1.3. Epidemiologie

Mit einer Lebenszeitprävalenz von ca. 11 % ist die Migräne nach dem Kopfschmerz vom Spannungstyp die zweithäufigste Kopfschmerzerkrankung (☞ Abb. 1.2). Die erste Migräneattacke tritt typischerweise im Jugendlichen- oder jungen Erwachsenenalter auf. In den vergangenen Jahrzehnten wurde jedoch eine kontinuierliche Zunahme der Migräne schon im Schulkindalter festgestellt. Im Erwachsenenalter überwiegt das weibliche Geschlecht mit ca. 2,5 : 1. Im Durchschnitt treten Migräneattacken an 3 Tagen im Monat auf. Sie führen durchschnittlich an einem Tag im Monat zur Arbeitsunfähigkeit und an einem weiteren Tag im Monat zum Verzicht auf geplante Freizeitaktivitäten. Häufigste Migränetage sind dabei der Sonnabend und der Sonntag.

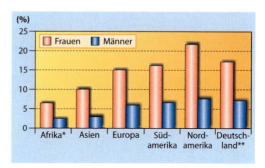

Abb. 1.2: Einjahresprävalenz der Migräne im 40. Lebensjahr in verschiedenen Ländern der Erde. Basierend auf 18 Populationsstudien nach IHS-Kriterien (Scher et al., 1999).
* Äthiopien
** Göbel H, Petersen-Braun M, Soyka D, 1994.

1.4. Pathophysiologie

1.4.1. Vaskuläre Theorie der Migräne

Viele Jahre galt die Meinung, dass die Kopfschmerzphase einer Migräneattacke durch extrakraniale Vasodilatation ausgelöst würde und dass intrakraniale Vasokonstriktion für die neurologischen Symptome verantwortlich sei (vaskuläre Theorie der Migräne). Studien, die den regionalen Blutfluss evaluieren, zeigen, dass bei Patienten mit Migräne mit Aura eine moderate Hypoperfusion vorliegt, die im visuellen Kortex beginnt und sich mit einer Geschwindigkeit von 2 bis 3 mm/min ausbreitet. Die Verminderung der Durchblutung beträgt durchschnittlich 25 bis 30 %. Diese reicht nicht aus, um die neurologischen Symptome auf der Basis einer Ischämie zu erklären. Die Verminderung der Durchblutung setzt sich wellenartig nach frontal fort, unabhängig von der Topographie der zerebralen Arterien. Die Hypoperfusion bleibt in Einzelfällen auch nach Verschwinden der Symptomatik in dieser Region bestehen.

1.1 Migräne ohne Aura

- *Früher verwendete Begriffe:* Einfache Migräne, Hemikranie
- *An anderer Stelle kodiert:* Migräneartige Kopfschmerzen als sekundäre Folge einer anderen Erkrankung (symptomatische Migräne)
- *Beschreibung:* Wiederkehrende Kopfschmerzerkrankung, die sich in Attacken von 4-72 Stunden Dauer manifestiert. Typische Kopfschmerzcharakteristika sind einseitige Lokalisation, pulsierender Charakter, mäßige bis starke Intensität, Verstärkung durch körperliche Routineaktivitäten und das begleitende Auftreten von Übelkeit, Licht- und Lärmüberempfindlichkeit.
- *Diagnostische Kriterien:*

A. Mindestens fünf Attacken[1], welche die Kriterien B-D erfüllen.

B. Kopfschmerzattacken, die (unbehandelt oder erfolglos behandelt) 4-72 Stunden[2,3] anhalten und an < 15 Tagen/Monat[4] auftreten.

C. Der Kopfschmerz weist mindestens zwei der folgenden Charakteristika auf:
   1. Einseitige Lokalisation[5,6]
   2. Pulsierender Charakter[7]
   3. Mittlere bis starke Schmerzintensität
   4. Wird durch körperliche Routineaktivitäten (z.B. Gehen oder Treppensteigen) verstärkt oder führt zu deren Vermeidung.

D. Während des Kopfschmerzes besteht mindestens eines:
   1. Übelkeit und/oder Erbrechen
   2. Photophobie und Phonophobie[8]

E. Nicht auf eine andere Erkrankung zurückzuführen[9].

Kommentar:

1. Die Differenzierung zwischen einer Migräne ohne Aura und einem episodischen Kopfschmerz vom Spannungstyp kann schwierig sein. Daher werden mindestens 5 Attacken gefordert. Patienten, die ansonsten die Kriterien einer Migräne ohne Aura erfüllen, aber bisher weniger als 5 Attacken erlitten haben, sollten unter 1.6. kodiert werden.

2. Schläft ein Patient während einer Migräne ein und erwacht kopfschmerzfrei, gilt als Attackendauer die Zeit bis zum Erwachen.

3. Bei Kindern können Migräneattacken 1-72 Stunden dauern (Eine Dauer unter 2 Stunden bedarf dabei noch weiterer wissenschaftlicher Untermauerung durch prospektive Tagebuchstudien).

4. Bei einer Migränehäufigkeit von ≥ 15 Tagen/Monat ohne Medikamentenübergebrauch sollten 1.1 Migräne ohne Aura und 1.5.1 chronische Migräne kodiert werden.

5. Bei jüngeren Kindern sind Migränekopfschmerzen häufig beidseitig. Das für Erwachsene typische Erscheinungsbild des einseitigen Kopfschmerzes entwickelt sich meist im jungen Erwachsenenalter.

6. Migränekopfschmerzen sind in der Regel frontotemporal lokalisiert. Okzipitale Kopfschmerzen, ob ein- oder beidseitig, sind bei Kindern selten und erfordern besondere diagnostische Vorsicht. In vielen Fällen sind die Kopfschmerzen auf eine strukturelle Läsion zurückzuführen.

7. Pulsieren meint Pochen oder sich mit dem Herzschlag bei Ruhe oder in Bewegung veränderung.

8. Bei jüngeren Kindern kann das Vorliegen von Photophobie und Phonophobie vom Verhalten her erschlossen werden.

9. Vorgeschichte, körperliche und neurologische Untersuchungen geben keinen Hinweis auf eine der unter 5 bis 12 aufgeführten Erkrankungen *oder* Vorgeschichte, körperliche und neurologische Untersuchungen lassen an eine solche Erkrankung denken, doch konnte diese durch geeignete Untersuchungen ausgeschlossen werden *oder* eine solche Erkrankung liegt vor, Migräneattacken traten jedoch nicht erstmals in engem zeitlichen Zusammenhang mit dieser Erkrankung auf.

Tab. 1.2: Die diagnostischen Kriterien der Migräne ohne Aura (IHS-Klassifikation, 2. Auflage 2004). Einzelheiten ☞ www.ihs-klassifikation.de.

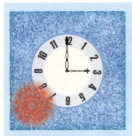 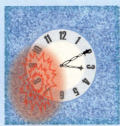 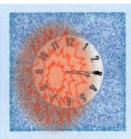 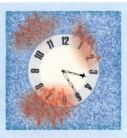

Abb. 1.3: Die visuelle Aura zeigt ein charakteristisches Ausbreitungsverhalten. In diesem Beispiel beginnt sie um 15 Uhr, erreicht ihr Maximum nach ca. 15 Minuten, um nach weiteren 10 Minuten wieder zu zerfallen.

Ob die genannten vaskulären Veränderungen in der Lage sind, eine Migränesymptomatik auszulösen, wurde immer wieder in Frage gestellt. Besonders die beobachtete Minderdurchblutung scheint nicht auszureichen, um die fokalen neurologischen Symptome der Auraphase verursachen zu können. Zweitens ist ein Anstieg des Blutflusses per se nicht schmerzhaft. Die Vasodilatation allein kann bei Migränepatienten nicht für das lokale Ödem und die fokale Schmerzhaftigkeit verantwortlich gemacht werden. Außerdem finden sich bei Migräne ohne Aura normalerweise keine nachweisbaren Veränderungen des Blutflusses. Es ist also unwahrscheinlich, dass die Pathomechanismen der Migräne einzig und allein auf Vasokonstriktion und Vasodilatation zurückzuführen sind.

1.4.2. Neuronale Theorie der Migräne

1941 beschrieb K.S. Lashley das Voranschreiten seiner eigenen visuellen Migräneaura, die durch ein sich langsam vergrößerndes visuelles Skotom mit leuchtenden Rändern charakterisiert war. Er konnte messen, dass sich sein eigenes Skotom mit einer Geschwindigkeit von ca. 3 mm/min ausbreitete. Er nahm an, dass sich eine Welle intensiver Erregung über den visuellen Kortex fortpflanzt, auf die eine Welle kompletter Aktivitätshemmung folgt. 1944 beschrieb der brasilianische Physiologe Leão ein Phänomen im zerebralen Kortex von Labortieren, dass unter dem Namen "spreading depression nach Leão" bekannt wurde. Es handelt sich dabei um eine langsam fortschreitende (2 bis 3 mm/min) Depression kortikaler Aktivität, bei der Kalium freigesetzt wird. Es schließt sich eine Welle gesteigerter metabolischer Aktivität an (☞ Abb. 1.3-1.5). Verschiedene experimentelle Stimuli wie Hypoxie, mechanisches Trauma oder die topische Applikation von Kalium können diesen Zustand auslösen. Diese Beobachtungen deuten auf neuronale Abnormitäten, wahrscheinlich vom Hirnstamm ausgehend, als Ursache einer Migräneattacke hin. Außerdem konnten kürzlich im Rahmen einer Migräne-Studie mit der Positronenemissionstomographie (PET) Veränderungen sowohl im Kortex als auch im Hirnstamm nachgewiesen werden.

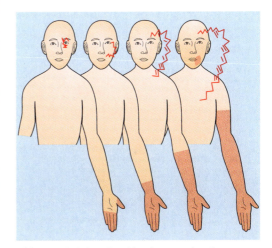

Abb. 1.4: Bei einer Kombination von visuellen, sensorischen und autonomen Phänomenen folgen die Symptome sukzessive aufeinander. Zunächst verspürt der Patient Sehstörungen, anschließend bemerkt er Schwindel, dann Kribbelparästhesien im Mundbereich, die sich langsam zur Schulter und Hand ausbreiten.

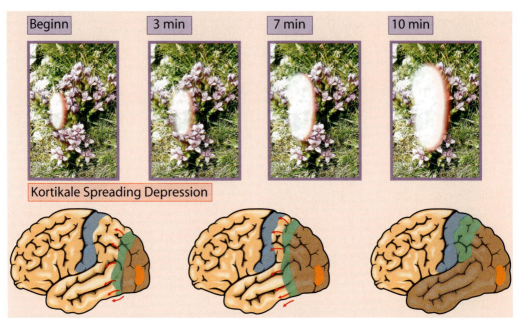

Abb. 1.5: Die Ausbreitungsgeschwindigkeit der langsam fortschreitenden (2 bis 3 mm/min) Depression kortikaler elektrischer Aktivität ist direkt mit der Ausbreitungsgeschwindigkeit der klinischen Aurasymptome korreliert.

1.4.3. Das trigeminovaskuläre System bei Migräne

Bereits im Jahre 1937 beschrieb Lewis die neurogene Entzündung als ein nocifensives System zur Abwehr von Schaden bei Gewebsverletzungen. Die Hauptkomponenten der neurogenen Entzündung sind Vasodilatation, Plasmaextravasation und Degranulation von Mastzellen. Die erhöhte Schmerzempfindlichkeit bei Migräne wird in diesem Modell durch eine verstärkte Sensibilisierung sensorischer perivaskulärer Fasern im Bereich der Hirnhaut erklärt.

Eine Aktivierung von Zellen im Nucleus caudatus des Nervus trigeminus in der Medulla resultiert in einer Freisetzung von vasoaktiven Neuropeptiden an den vaskulären Endigungen des N. trigeminus, inklusive von Substanz P und des Calcitonin-Gen-related Peptide (CGRP). Diese aus Peptiden bestehenden Neurotransmitter wurden für die Ausbildung einer sterilen Entzündung verantwortlich gemacht, die durch die Aktivierung trigeminaler nozizeptiver Afferenzen - ausgehend von der Gefäßwand - zu einer zusätzlichen Schmerzproduktion beiträgt. Dieser Mechanismus bietet eine potentielle Erklärung für die Gewebeschwellung und die Schmerzempfindlichkeit der Blutgefäße, die bei einer Migräneattacke auftreten.

Durch diese erhöhte Sensibilisierung sind Gefäßpulsationen, die normalerweise nicht schmerzhaft sind, potente Schmerzreize und bedingen den pulsierenden, pochenden Migräneschmerz. Damit wird auch die Beobachtung von Migränepatienten verständlich, dass körperliche Belastung oder Bücken zu einer Schmerzzunahme führt, da hier die Pulsationen verstärkt werden. Die neurogene Entzündung wird ausgelöst durch eine Freisetzung vasoaktiver Neuropeptide, von Substanz P, Neurokinin A und CGRP. Die Freisetzung wird dabei über unmyelinisierte C-Fasern, die mit dem N. trigeminus verlaufen, vermittelt. 5-HT_{1D}-Rezeptoragonisten wie die Ergotalkaloide und die Triptane können die neurogene Entzündung hemmen, indem sie die Freisetzung von vasoaktiven Neuropeptiden wie CGRP über C-Faser-abhängige Mechanismen blockieren. Gleichzeitig wirken die 5-HT_1-Agonisten vasoaktiv. Weiterhin unklar bleibt jedoch die Genese der neurogenen Entzündung. Im Hirnstamm wird aufgrund von PET-Untersuchungen ein sogenannter Migränegenerator vermutet, der durch die verschiedenen Migräneauslösefaktoren aktiviert werden soll.

1.4.4. Serotonin

Vor ungefähr 40 Jahren wurde festgestellt, dass die Substanz Methysergid bestimmte periphere Wirkungen von 5-HT antagonisiert. Es wurde als erstes Medikament zur Migräneprophylaxe eingeführt. Später wurde nachgewiesen, dass es am Anfang einer Migräneattacke zu einem Abfall der 5-HT-Konzentration in den Thrombozyten kommt und dass Medikamente, die zu der Freisetzung von 5-HT führen, Migräneanfälle triggern können.

> Die Einführung der Triptane als Antimigränemittel ließ das Interesse an der Rolle von 5-HT bei Migräne wieder aufflammen. Durch die besondere Molekülkonstellation sind Triptane in der Lage, eine bestimmte Untergruppe der 5-HT-Rezeptoren selektiv zu stimulieren. Die früher verwendeten Ergotalkaloide setzen dagegen sowohl an weiteren 5-HT-Subrezeptoren als auch an anderen Rezeptoren an (☞ Abb. 1.6). Studien haben ergeben, dass mindestens 14 spezifische 5-HT-Rezeptoren bei Menschen existieren. Die Triptane sind potente Agonisten der 5-HT$_{1B}$-, 5-HT$_{1D}$- und 5-HT$_{1F}$-Rezeptoren. Weniger wirksam sind sie an den 5-HT$_{1A}$- und 5-HT$_{1E}$-Rezeptoren. Immer mehr Studienergebnisse weisen darauf hin, dass die Effizienz der Triptane in der Migränetherapie von ihrer Fähigkeit abhängt, 5-HT$_{1B}$-Rezeptoren zu stimulieren, welche sich in Blutgefäßen und Nervenendigungen befinden.

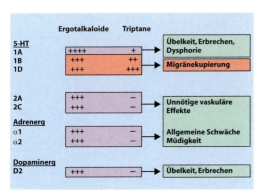

Abb. 1.6: Vergleich der Angriffspunkte der Triptane und der Ergotalkaloide an verschiedenen Rezeptorsubtypen. Triptane sind selektive Agonisten von 5-HT$_{1B}$- und 5-HT$_{1D}$-Rezeptoren und können damit spezifisch in den Migränepathomechanismus eingreifen.

Elektrische Stimulation in der Nähe von Neuronen der dorsalen Raphekerne können zu migräneartigen Kopfschmerzen führen. Der Blutfluss nimmt während einer Migräneattacke fokal in der Pons und dem Mittelhirn zu. Diese Veränderung scheint auf eine gesteigerte Aktivität von Zellen in der dorsalen Raphe und dem Locus coeruleus zurückzugehen. Es gibt Nervenbahnen der dorsalen Raphekerne, die an zerebralen Arterien enden und so den zerebralen Blutfluss beeinflussen. Weitere wichtige Nervenbahnen führen zu bedeutenden visuellen Zentren, wie dem Corpus geniculatum laterale, dem Colliculus superior, der Retina und dem visuellen Kortex. Diese verschiedenen serotonergen Bahnen könnten das neurale Substrat für die visuelle Symptomatik der Migräne darstellen. Die Zellen der dorsalen Raphekerne senden während des Tiefschlafs keine Erregungen aus und Schlaf und Sedierung kann daher die Migräne bessern. Außerdem unterdrücken die prophylaktischen Migränemittel die Aktivität der Zellen in der dorsalen Raphe durch direkte oder indirekte agonistische Effekte.

1.4.5. Dopamin bei Migräne

Fast alle Migränesymptome können durch dopaminerge Stimulation induziert werden. Außerdem findet sich bei Migränepatienten eine Hypersensitivität des Dopaminrezeptors. Gähnen, Übelkeit, Erbrechen, Hypotension und andere Symptome einer Migräne ließen sich durch Dopaminagonisten in einer Dosierung auslösen, die bei Probanden ohne Migräne keine Effekte zeigte. Andererseits sind Dopaminrezeptor-Antagonisten wirksame Medikamente in der Behandlung der Migräne, besonders wenn sie parenteral oder zusammen mit anderen Migränemitteln verabreicht werden.

1.4.6. Sympathisches Nervensystem

In allen Phasen der Migräneattacke finden sich Veränderungen des sympathischen Nervensystems (SNS). Faktoren, die das SNS aktivieren, können auch Triggerfaktoren einer Migräne sein. Dazu gehören sowohl Umweltveränderungen (Stress, Schlafgewohnheiten, hormonelle Umstellungen, Hypoglykämie) als auch Substanzen, die eine Freisetzung und konsekutive Verminderung peripherer Katecholamine bewirken (Tyramin, Phenylethylamin, Fenfluramin, m-Chlorphenylpiperazin, Reserpin). Dopaminantagonisten und

Prostaglandin-Synthesehemmer können bei der Behandlung einer akuten Migräne effektiv sein.

> Die Anfälligkeit für Triggerfaktoren könnte also von genetisch bedingten Abweichungen abhängen, welche die Fähigkeit, eine adäquate Konzentration bestimmter Neurotransmitter in den postganglionären sympathischen Nervenendigungen aufrechtzuerhalten, beeinflusst. Diese Hypothese wird "empty neuron theory" der Migräne bezeichnet.

1.4.7. Genetische Prädisposition

Bei Migräne findet sich eine bekannte genetische Prädisposition. Das MELAS-Syndrom (**m**itochondrial **e**ncephalomyopathy, **l**actic **a**cidosis and **s**troke-like episodes) wird z.B. durch eine Punktmutation bei Nukleotidposition 3.243 auf einem mitochondrialen Gen verursacht, welches tRNALeu (UUR) kodiert. Dieses Syndrom verursacht oft besonders zu Beginn episodisch auftretende migräneartige Kopfschmerzen. Die familiäre hemiplegische Migräne (FHM) wird von Episoden wiederkehrender Hemiparese oder Hemiplegie während der Auraphase einer Migräneattacke begleitet. Ungefähr die Hälfte aller FHM Patienten wird wahrscheinlich durch eine Mutation des auf Chromosom 19 lokalisierten Gens CACNL1A4 ausgelöst. Dieses Gen kodiert die Untereinheit eines Kalziumkanals vom P/Q-Typ, der sich ausschließlich im Zentralnervensystem findet. Eine Analyse der Haplotypen bei zwei Familien mit der gleichen Mutation deutet darauf hin, dass jede Mutation unabhängig voneinander entsteht. Bestimmte Subtypen von FHM werden folglich durch Mutationen des Gens CACNL1A4 verursacht. Die Funktion dieses Gens ist unklar. Es ist jedoch anzunehmen, dass es eine Schlüsselrolle bei der Kalzium-induzierten Neurotransmitterausschüttung bzw. bei der Kontraktion glatter Muskulatur spielt. Andere Mutationen auf diesem Gen führen zu Bewegungsstörungen, wie zum Beispiel zur episodischen Ataxie vom Typ 2. Weitere Studien konzen-

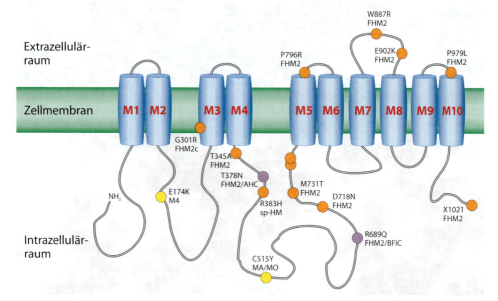

Abb. 1.7: Vermutete Transmembrantopologie von ATP1A2 (Kaplan, 2002) und Lokalisation bekannter Mutationen (Bassi et al., 2004; De Fusco et al., 2003; Jurkat-Rott et al., 2004; Kaunisto et al., 2004; Spadaro et al., 2004; Swoboda et al., 2004; Vanmolkot et al., 2003). Alterationen bei Migräne mit und ohne Aura sind in gelber Farbe (●), publizierte FHM2-Mutationen sind in oranger Farbe (●) markiert. Dazu gehört auch eine Variante (**R383H**) bei einem Patienten mit sporadischer hemiplegischer Migräne (Jurkat-Rott et al., 2004) und einer Mutation (**G301R**), welche zu FHM mit cerebellären Symptomen führt (**FHM2c**) (Spadaro et al., 2004). Eine Mutation (**R689Q**), welche zu FHM und epiletischen Anfällen (benigne familiäre infantile Konvulsion (**BFIC**), (Vanmolkot et al., 2003) und eine Mutation (**T378N**), welche zu FHM und/oder alternierender Hemiplegie in der Kindheit (**AHC**) (Bassi et al., 2004; Swoboda et al., 2004) führt, sind violett markiert (●). Abb. modif. nach Todt et al., Human Mutation 2005.

trieren sich im Zusammenhang mit der Migräne mit Aura auf Chromosom 4q2 (☞ Abb. 1.7). In einer anderen genetischen Studie fand sich überhäufig bei Migränepatienten mit Aura im Vergleich zu einer Kontrollgruppe von Personen ohne Migräne ein Polymorphismus bei dem Gen, welches den D_2-Dopaminrezeptor kodiert (DRD_2). Die Anfälligkeit für Migräne mit Aura scheint somit durch bestimmte DRD_2-Allele modifiziert zu sein. Die Funktion des Dopaminrezeptors könnte somit die Anfälligkeit für Migräne beeinflussen. Trotzdem leiden nicht alle Personen, die diesen DRD_2-Genotyp besitzen, an Migräne mit Aura. Zusätzliche Gene oder andere Faktoren müssen also außerdem beteiligt sein.

In einer Studie aus dem Jahre 2005 konnten erstmals spezifische Veränderungen im menschlichen Erbgut auf Chromosom 1 auf dem Na^+/K^+-ATPase-Gen ATP1A2 bei Migräne mit Aura entdeckt werden. Diese stören die Erregbarkeit der Nervenzellen. Bei zu schneller oder zu lang andauernder Überlastung kann ein Zusammenbruch der Energieversorgung der Nerven die Folge sein. Die Steuerung der Nervenfunktion entgleist. Schmerzauslösende Botenstoffe werden von den Nervenzellen ungehindert freigesetzt und verursachen die hämmernden Migräne-Kopfschmerzen.

> Bei der Migräne handelt es sich um eine komplexe Störung, die durch Vererbung und Umweltbedingungen beeinflusst wird.

1.5. Verhaltensmedizinische Therapie

1.5.1. Auslöser vermeiden

Die moderne Migränetherapie basiert auf vier verschiedenen Säulen (☞ Abb. 1.8):

> - Vermeidung von Triggerfaktoren
> - Stabilisierung der Reizverarbeitung im Gehirn
> - Hemmung übermäßiger Neurotransmitteraktivität im ZNS
> - Blockierung der neurogenen Entzündung

Migräneattacken werden durch eine Überempfindlichkeit gegenüber inneren und äußeren Reizen ausgelöst. Zu den inneren Reizen gehören u.a. hormonelle Schwankungen, Stoffwechselveränderungen, Hunger, ein veränderter circadianer Rhythmus. Als äußere Reize sind vor allem psychosoziale Stressfaktoren, Lärm, Licht und Wetterveränderungen zu nennen. Da sich das Gehirn des Migränepatienten nicht an permanente Veränderungen oder an eine plötzliche Überflutung derartiger Reize gewöhnt, muss der Patient selbst lernen, mit diesen zu "Haushalten". Er muss Verhaltensstrategien erlernen, um sich auf sein chronisches Leiden adäquat einstellen zu können.

Diese Krankheitsbewältigung ist von Lernprozessen beeinflusst, die zur Entstehung und Aufrechterhaltung der Erkrankung beitragen. Die Wahrnehmung, Bewertung und Bewältigung von Auslösesituationen und des Schmerzes ist zwar nicht ursächlich für die Entstehung einer Migräneerkrankung verantwortlich, bestimmen jedoch den Verlauf und das Maß der subjektiven Beeinträchtigung des Patienten.

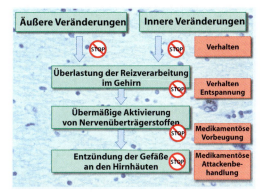

Abb. 1.8: Die vier verschiedenen Strategien der Migränetherapie.

1.5.2. Analyse der Bewältigungsstrategien

Eine ausführliche Diagnostik beinhaltet neben der Anamnese zunächst eine sog. Verhaltensanalyse. Hier werden Schmerzauslöser, eventuelle familiäre Häufungen und die Reaktionen des Patienten auf der körperlichen, verhaltensmäßigen, emotionalen und gedanklichen Ebene erfragt. Außerdem werden kurzfristige und langfristige Konsequenzen des Schmerzgeschehens erfasst, um Lerneffekte identifizieren zu können.

Da bislang keine migränespezifischen Persönlichkeitsfaktoren nachgewiesen werden konnten, ist eine Anwendung von Persönlichkeitsfragebögen nicht sinnvoll. Wichtig ist vielmehr die Erfassung ungünstiger Gedanken und Bewertungsmuster, da sozial- und entwicklungspsychologische Befunde auf ungünstige Sozialisationsbedingungen bei Migränepatienten hinweisen, die zu krankheitsfördernden Einstellungen und Verhaltensmustern führen können. Bedeutsam ist in diesem Zusammenhang ebenfalls die Identifizierung mangelnder Schmerz- und Stressbewältigungsstrategien sowie die Einschätzung der Bereitschaft zur Kooperation des Patienten.

1.5.3. Edukation

Psychoedukation beinhaltet eine umfassende Aufklärung des Patienten über die Entstehung, Pathophysiologie und die aufrechterhaltenden Bedingungen seiner Erkrankung, sowie die Vermittlung eines biopsychosozialen Krankheitsmodells. Auch die Beratung über vorbeugende Maßnahmen und Verhaltensregeln während einer Attacke sind an dieser Stelle zu nennen.

1.5.4. Verhaltensmedizin

Die verhaltensmedizinischen Verfahren haben zum Ziel, die Reaktionsbereitschaft des Patienten auf Reize zu senken, die vielfältigen Reizbedingungen zu kontrollieren, sowie unmittelbar Einfluss auf pathophysiologische Mechanismen zu nehmen. Sie sind als Ergänzung zu einer zeitgemäßen medikamentösen Behandlung der Migräne zu sehen.

1.5.5. Weniger Stress, mehr Selbstsicherheit

Ziel ist eine bessere Schmerzbewältigung, was wiederum eine Verbesserung der Lebensqualität nach sich zieht. Die Grundannahme des kognitiv-verhaltenstherapeutischen Ansatzes ist, dass neben dem Schmerzverhalten auch die Bewertung des Schmerzes eine grundsätzliche Bedeutung für die Schmerzverarbeitung ist. So erleben Schmerzpatienten ihr Leiden häufig als unkontrollierbar und sich selbst als hilflos. Hieraus entstehen langfristig, neben depressiven Symptomen, negative Erwartungen bezüglich der Heilungschancen und eigener Einflussmöglichkeiten und eine passive Veränderungserwartung gegenüber dem medizinischen Fachpersonal. Schwerpunkt der Kognitiven Verhaltenstherapie liegt deshalb auf der Vermittlung von Bewältigungsfertigkeiten, die diesen Bewertungsmechanismen entgegenwirken. Der Patient soll schmerzauslösende und -aufrechterhaltende Verhaltensweisen, Gefühle und Gedanken erkennen und verändern lernen. Ein weiterer wichtiger Aspekt ist das Identifizieren von Lerneffekten, die das Schmerzgeschehen, vom Patienten aufrechterhalten und verstärken können.

1.5.6. PMR - Der schnelle Weg zur Entspannung

Die Progressive Muskelrelaxation (PMR) nach Jacobson ist das in der Schmerztherapie bewährteste Entspannungsverfahren. Systematisch werden alle Bereiche der Skelettmuskulatur angespannt und wieder entspannt. Auf diese Weise wird eine Sensibilität für Anspannung und Stress erreicht. Diese ist die Vorraussetzung für Entspannung als Therapie.

Dieses körperorientierte Verfahren hat den Vorteil, dass schon nach wenigen Übungen die ersten Erfolge verzeichnet werden können, da keine mentalen Fähigkeiten oder Konzentrationsleistungen gefordert sind. Neben einer Entspannung der Skelettmuskulatur, wirken die Übungen allen vegetativen Stressreaktionen entgegen und verbessern die Konzentrations- und Leistungsfähigkeit, sowie die Schlaf- und Erholungsfähigkeit. Außerdem ermöglicht die PMR eine Steigerung des Körpergefühls und der Selbstaufmerksamkeit, was wiederum einen positiven Effekt auf die Bewertungsmuster des Patienten hat. Weiterhin wird das Gefühl gefördert, selbst Mechanismen der Krankheitsbewältigung zur Verfügung zu haben und Ruhe, Gelassenheit, Wärme und Wohlbefinden werden vermittelt (weitere Infos: www.neuro-media.de).

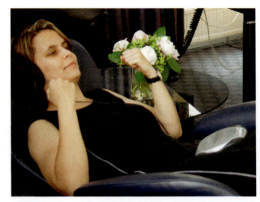

Abb. 1.9: Training der Progressiven Muskelrelaxation mittels Anweisung über CompactDisc (CD). Weitere Einzelheiten ☞ www.neuro-media.de

1.5.7. Biofeedback - Stress bewusst wahrnehmen und abwehren

Für den Kopfschmerzpatienten kann das Biofeedback eine sinnvolle Ergänzung zur PMR sein. Bei diesem Verfahren werden dem Patienten physiologische Parameter wie z.B. die Muskelspannung, die Durchblutung, die Hauttemperatur etc. über einen Computerbildschirm direkt, also fast ohne zeitliche Verzögerung, zurück gemeldet. Der Patient soll auf diese Weise lernen, diese Parameter in eine gewünschte Richtung zu verändern und bekommt via PC eine regelmäßige Rückmeldung über den Erfolg seiner Bemühungen.

Auf diese Weise wird nicht nur die Entspannungsfähigkeit und die Körperwahrnehmung verbessert, der Patient kann auch über eine Veränderung der physiologischen Parameter Einfluss auf das Schmerzgeschehen ausüben. Dies gilt natürlich in erster Linie für muskulär bedingte bzw. korrelierte Schmerzen wie den Kopfschmerz vom Spannungstyp. Anzuwenden ist Biofeedback bei Migränepatienten allerdings nur im Intervall, während einer Migräneattacke ist das Verfahren kontraindiziert.

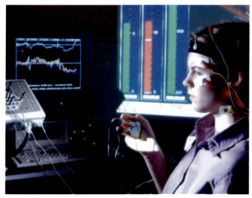

Abb. 1.10: Biofeedback evozierter Bereitschaftspotentiale (CNV) in der Migränetherapie.

1.5.8. Nach den Schmerzen ist die Migräne nicht vorbei

Verhaltensmedizinische Verfahren gehören zu einem effektiven Therapieplan ebenso wie eine zeitgemäße medikamentöse Therapie. Ist ein Migränepatient in der Lage, effektiv die gelernten Selbstkontrollmechanismen auch zwischen den Migräneattacken anzuwenden, kann ihn das nicht nur vor zukünftigen Migräneattacken schützen, sondern auch eine verbesserte Krankheitsbewältigung zur Folge haben.

1.5.9. Merkhilfe Migränepass und Kopfschmerzkalender

Hierzu zählen Beschwerdelisten und Schmerztagebücher, die den Verlauf und den Erfolg der Behandlung dokumentieren und gegebenenfalls eine frühzeitige Umstellung des Therapieplans ermöglichen (☞ Anhang).

1.6. Die medikamentöse Therapie des Migräneanfalles

1.6.1. Attackenkupierung vs. Attackenprophylaxe

> Die medikamentöse Migränetherapie besteht aus zwei grundsätzlich unterschiedlichen Schritten
> - aus einer *Akuttherapie* der aktuellen Attacke und
> - aus der *prophylaktischen Therapie* zur Vorbeugung von weiteren Attacken

Viele Patienten, die an Migräneattacken leiden, können diese erfolgreich und nebenwirkungsarm mit Medikamenten zur Attackenkupierung behandeln. Diese Patienten benötigen keine kontinuierliche medikamentöse Therapie zur Prophylaxe von Migräneattacken. Dies gilt besonders dann, wenn die Migräneattacken selten auftreten, prompt auf Medikamente zur Attackenkupierung ansprechen und nur geringgradige neurologische Begleitsymptome aufweisen. Bei den meisten Patienten treten eine bis zwei Attacken pro Monat auf. In dieser Situation ist die kontinuierliche Dauertherapie zur Vorbeugung von weiteren Attacken in der Regel nicht angebracht, da eine Dauermedikation in Hinblick auf die relativ geringe Attackenfrequenz in keinem ausgewogenen Verhältnis stünde. Liegen diese günstigen Voraussetzungen nicht vor, werden der Arzt und der Patient abwägen müssen, ob die Notwendigkeit einer Dauerbehandlung im Hinblick auf die Nebenwirkungen der Migräneprophylaktika in der individuellen Situation begründet ist.

Damit unterscheidet sich das Vorgehen grundlegend von der medikamentösen Anfallsprophylaxe der Epilepsien. Bei den Epilepsien bestehen Anfälle, die meist nur eine Dauer von Sekunden bis Minuten aufweisen. Eine Therapie des akuten Anfalles ist dabei in der Regel sinnlos, da der epileptische Anfall bis zum Eintritt der Wirksamkeit der Medikation bereits spontan remittiert. Der Migräneanfall dagegen dauert bis zu 72 Stunden an. Auch bei idealer Anfallsprophylaxe der Migräne muss immer mit einem Anfall gerechnet werden. Aus diesem Grunde muss jeder Migränepatient mit einer wirkungsvollen Attackentherapie versorgt sein, um ggf. einen akut aufgetretenen Anfall zu kupieren.

> Mehrere Situationen sind dabei abzuwägen:
> - Die Patienten unterscheiden sich hinsichtlich des Alters, des Geschlechtes, der Lebenssituation, der Begleiterkrankungen usw.. Eine einheitliche Standardtherapie, die für alle Betroffenen Gültigkeit hat, kann somit nicht aufgestellt werden
> - Selbst bei gleichen Rahmenbedingungen können nicht immer die gleichen Therapiestrategien eingesetzt werden. So können sich die Bioverfügbarkeit, die Wirksamkeit und die Verträglichkeit zwischen den Patienten erheblich unterscheiden

Aus diesen Bedingungen ergibt sich, dass es keine Therapie von der Stange bei Kopfschmerzen und insbesondere bei Migräne gibt. Aus der ausführlichen Erhebung der Vorgeschichte und aus der Untersuchung müssen Daten erhoben werden, die eine individuell maßgeschneiderte Therapie ermöglichen. Dies gilt für die Attackentherapie und im gleichen Maße für die prophylaktische Therapie.

1.6.2. Voraussetzung für die Wirksamkeit

Spezifische Therapien können nur dann ihre Wirksamkeit entfalten, wenn die entsprechende Indikation gegeben ist. Die richtige Diagnose ist deshalb Voraussetzung für eine erfolgreiche Therapie. Die Diagnose der Migräne ist auf Grund der operationalisierten diagnostischen Kriterien der Internationalen Kopfschmerzgesellschaft trennscharf zu stellen. Ob diese Kriterien erfüllt sind, lässt sich im Anamnesegespräch analysieren. Dabei darf jedoch nicht davon ausgegangen werden, dass die retrospektiv gestellte Diagnose für alle Zeiten richtig ist und konstant bleibt. Die meisten Menschen erleiden während ihres Lebens unterschiedliche Kopfschmerzformen.

Voraussetzung dazu ist, dass nicht nur der Arzt, sondern auch die Patienten selbst wissen, welche Kopfschmerzerkrankung bei ihnen vorliegt und welche Therapie in der jeweiligen Situation einzusetzen ist. Wesentliches Hilfsmittel ist dazu ein regelmäßig geführter Kopfschmerzkalender, der die Kompetenz des Patienten in der Auswahl der Therapie wesentlich erhöht und in vielen Fällen das Verständnis für eine differentielle Therapie bei Arzt und Patient erst ermöglicht. Eine effektive und sichere Migränetherapie ist nur möglich, wenn der Patient genauestens über seine Erkrankung und den Einsatz der Therapieverfahren aufgeklärt wird. Der Anspruch an die Qualität dieser Unterrichtung steht dem Informationsbedarf von Patienten mit z.B. einem Diabetes mellitus oder einer arteriellen Hypertonie keinesfalls nach. Edukation, Verlaufskontrolle und individuelle, maßgeschneiderte Therapie sind wesentliche Bedingungen einer zeitgemäßen und erfolgreichen Migränetherapie. Gerade Patienten mit problematischen Kopfschmerzen äußern typischerweise, dass sie schon alles probiert haben, ohne dass ein ausreichender Therapieeffekt zu erzielen gewesen wäre.

> Der Einsatz eines richtigen Medikamentes zum falschen Zeitpunkt kann dazu führen, dass Wirkungslosigkeit resultiert und eine Therapieform im individuellen Fall nicht mehr eingesetzt wird. Aus diesem Grund ist die Information, dass schon dies oder jenes probiert wurde, zunächst ohne größere Relevanz, solange nicht geklärt ist, für welche Kopfschmerzformen und in welcher Anwendungsweise die Therapie eingesetzt wurde. Gleiches gilt für mangelnde Verträglichkeit, die möglicherweise auf ein falsches Einnahmeverhalten oder auf Überdosierung zurückzuführen ist. Auch die mangelnde Information der Patienten über die adäquate Einnahme und mögliche Kontraindikationen und Nebenwirkungen kann reichen, ein sonst wirksames Medikament zu einem Mittel ohne therapeutischen Effekt werden zu lassen.

1.6.3. Die verschiedenen Therapiesituationen

In der Akuttherapie der Migräneattacke können verschiedene Situationen hinsichtlich der Interventionsphase und der Attackencharakteristik unterschieden werden:

- Allgemeine Maßnahmen
- Behandlung bei Ankündigungssymptomen einer Migräne
- Behandlung der leichten Migräneattacke
- Behandlung der schweren Migräneattacke
- Notfallbehandlung der Migräne durch den Arzt
- Maßnahmen, wenn die Migräneattacke länger als drei Tage dauert

1.6.4. Warnsymptome

Besondere Aufmerksamkeit zu Beginn der Behandlung einer jeden Kopfschmerzattacke, von der man ja am Beginn noch nicht sicher sagen kann, wie sie sich weiter entwickeln wird, erfordert die Differentialdiagnose zur Abgrenzung von strukturellen Läsionen.

Besondere Vorsicht ist immer dann geboten, wenn es sich um eine erste Kopfschmerzattacke, eine Kopfschmerzattacke mit ungewöhnlichen, neuen Begleitsymptomen oder um eine außergewöhnlich schwere Kopfschmerzattacke handelt. Dann ist unbedingt nach Warnsymptomen symptomatischer Kopfschmerzerkrankungen zu suchen.

Fieber und Schüttelfrost deuten auf eine infektiöse Grundlage. Nackensteifigkeit, Nacken- oder Rückenschmerz sind Indikatoren für Blut oder Eiter im Subarachnoidalraum. Chronische Myalgien, Gelenkschmerzen und Müdigkeit lassen an eine Arteriitis temporalis denken, insbesondere bei Patienten, die das 50. Lebensjahr überschritten haben. Warnsymptome für einen erhöhten intrakraniellen Druck sind zunehmende Müdigkeit, Gedächtnis- und Konzentrationsverlust, allgemeine Erschöpfbarkeit, Schwindel und Ataxie.

Immer dann, wenn solche Störungen vorliegen, sollen eine besonders eingehende allgemeine und neurologische Untersuchung und ggfs. anschließend eine apparative Diagnostik eingeleitet werden. Auch der Patient muss darüber informiert werden, dass bei einer Änderung der Attackenphänomenologie der Arzt aufgesucht werden muss, um die mögliche Entwicklung eines gefährlichen sekundären Kopfschmerzes durch eine neue Untersuchung zu erfassen.

1.6.5. Allgemeine Maßnahmen: Reizabschirmung

Nach modernen pathophysiologischen Vorstellungen besteht in der Migräneattacke ein paroxysmales Versagen antinozizeptiver Systeme im zentralen Nervensystem mit Störung der Reizverarbeitung. Entsprechend können sensorische Stimuli jeglicher Art vom endogenen antinozizeptiven System nicht ausreichend hinsichtlich aversiver Komponenten "gefiltert" werden. Sensorische, visuelle und akustische Reize können als unangenehm oder auch schmerzhaft erlebt werden.

Es gehört deshalb zu einer der ersten Maßnahmen in der Behandlung des Migräneanfalles, eine Reizabschirmung und eine Entspannung einzuleiten.

Die Patienten sollten sich in ein ruhiges dunkles Zimmer zurückziehen können. Dies führt in aller Regel zu einer Unterbrechung der momentanen Tagesaktivität. Da das Phänomen der Photo- und Phonophobie den Patienten gut bekannt ist, aber auf Grund der Alltagsbedingungen eine Reizabschirmung nicht immer möglich ist, versuchen die Patienten, sich durch Einnahme von Medikamenten arbeitsfähig zu erhalten. Diese Situation ist ein wesentlicher Grund für einen medikamentösen Fehlgebrauch mit der Gefahr der Induktion eines medikamenteninduzierten Dauerkopfschmerzes. Das Problem muss mit den Patienten besonders eingehend besprochen werden.

Zusätzlich sollten die Patienten auf den Einsatz von Entspannungsverfahren (Progressive Muskelrelaxation, Yoga, Spazierengehen etc.) in der Phase des Auftretens von Warn- und Hinweissymptomen hingewiesen werden. Diese Verfahren erfordern Zeit und auch Übung. Die Information zu Bedeutsamkeit und Stellenwert solcher Möglichkeiten ist hinsichtlich des chronischen Charakters der Migräne besonders wichtig.

1.6.6. Medikamentöse Maßnahmen bei Ankündigungssymptomen

Viele Migränepatienten kennen Ankündigungssymptome einer Migräneattacke. Dazu zählen Stimmungsschwankungen im Sinne von Gereiztheit, Hyperaktivität, erhöhter Appetit insbesondere auf Süßigkeiten, ausgeprägtes Gähnen etc.. Ankündigungssymptome zeigen sich bei über einem Drittel der Migränepatienten bis zu 24 Stunden vor dem Beginn der Migräneattacke. Eine hypothalamische Irritation wird als Auslöser angesehen.

> Zur Verhinderung des folgenden Attackenbeginns ist die Einnahme von
> - 500 mg Acetylsalicylsäure als Brauselösung
>   *oder*
> - 50 mg Diclofenac-Kalium
>   *oder*
> - 20 mg Metoclopramid per os
>   *oder*
> - 30 mg Domperidon per os
>   *oder*
> - 2,5 mg Naratriptan per os
>   im Sinne einer Kurzzeitprophylaxe möglich.

Diese Maßnahme kann insbesondere Patienten empfohlen werden, die auf Grund bestimmter Ankündigungssymptome mit großer Wahrscheinlichkeit das Entstehen einer folgenden Migräneattacke voraussagen können. Bei bis zu 30 % der Patienten kann dies der Fall sein. Das langwirksame Naratriptan hat sich in einer aktuellen Studie in dieser Anwendung als wirksam erwiesen.

1.6.7. Medikamentöse Behandlung der leichten Migräneattacke

Leichte Migräneattacken lassen sich initial durch langsamen Anstieg der Kopfschmerzintensität, niedriges Kopfschmerzintensitätsplateau, fehlende oder nur gering ausgeprägte Aurasymptome sowie mäßige Übelkeit und fehlendes Erbrechen von schweren Migräneattacken abgrenzen.

Zur Kupierung dieser leichten Migräneattacken hat sich die Kombination eines Antiemetikums mit einem Analgetikum bewährt. Die Tabellen 1.3 und 1.4 geben eine Übersicht über die verschiedenen Optionen.

> Bei den ersten Anzeichen einer entstehenden Migräneattacke können
> - 20 mg Metoclopramid
>   - oral als Tropfen oder
>   - rektal als Suppositorium
>   verabreicht werden. Alternativ können
> - 20 mg Domperidon per os
>   *oder*
> - 50 mg Dimenhydrinat per os
>   eingenommen werden. Domperidon ist aufgrund geringerer Nebenwirkungen bei Kindern vorzuziehen.

Die Gabe von Antiemetika hat sich in der Behandlung der Migräneattacke als sinnvoll erwiesen, da sie einerseits direkt gezielt die Symptome Übelkeit und Erbrechen reduziert, andererseits die Magenmotilität normalisieren kann. Durch Normalisierung der Magenstase während der Migräneattacke wird eine Verbesserung der Absorption von anderen therapeutisch wirksamen Substanzen, wie z.B. Analgetika, ermöglicht. Die Resorptionsgeschwindigkeit und das Resorptionsmaximum dieser Me-

Substanzen	Dosis	Nebenwirkungen	Kontraindikationen
Metoclopramid (z.B. Paspertin®)	10-20 mg oral 20 mg rektal 10 mg i.m., i.v.	Unruhezustände, Müdigkeit, extrapyramidal-dyskinetisches Syndrom	Kinder unter 2 Jahren, Hyperkinesen, Epilepsie, Schwangerschaft, Prolaktinom
Domperidon (Motilium®)	20-30 mg oral	Weniger häufig als bei Metoclopramid	Kinder unter 12 Jahren, sonst ☞ Metoclopramid
Dimenhydrinat (Vomex®)	50-150 mg oral 100 mg i.m. 62,5 mg i.v.	Sedierung, Mundtrockenheit, Exantheme	Epilepsie, Eklampsie. Frühgeborene. Neugeborene, Behandl. mit Aminoglykosid-Antibiotika, Porphyrie

Tab. 1.3: Antiemetika in der Migräneakuttherapie.

Wirkstoff (Beispiel)	Dosierung (mg)	Nebenwirkungen	Kontraindikationen
Acetylsalicylsäure (z.B. Aspirin®)	1.000	Magenschmerzen, Gerinnungsstörungen	Ulcus, Asthma, Blutungsneigung, Schwangerschaft Monat 1-3
Paracetamol (z.B. ben-u-ron®)	1.000	Leberschäden	Leberschäden, Niereninsuffizienz
Ibuprofen (z.B. Dolormin®)	400-600	wie ASS	wie ASS
Naproxen (z.B. Proxen®)	500-1.000	wie ASS	wie ASS
Diclofenac-Kalium (z.B. Voltaren-K-Migräne®)	50	wie ASS	wie ASS
Phenazon (z.B. Migräne-Kranit®)	500-1.000	Exanthem	genetisch bedingter Glucose-6-Phosphat-Dehydrogenase-Mangel, akute intermittierende Porphyrie

Tab. 1.4: Analgetika in der Therapie der Migräneattacke.

dikamente können entsprechend verbessert werden.

In neueren Studien zeigte sich zudem, dass Metoclopramid eine direkte, signifikante Effektivität in der Migränekupierung entwickelt. Wahrscheinlich ist der Angriff an den Dopamin- und Serotoninrezeptoren für diese unmittelbare Wirksamkeit verantwortlich.

Zur optimalen Nutzung dieses Effektes können nach einer Latenzzeit von 15 Minuten

- 1.000 mg Acetylsalicylsäure als Brauselösung

  oder
- 1.000 mg Paracetamol als Brauselösung bzw. rektal

  oder
- 400 mg Ibuprofen als Brauselösung

  oder
- 50 mg Diclofenac-Kalium als Filmtablette

  oder
- 1.000 mg Phenazon per os

  verabreicht werden.

Die Gabe als Brauselösung ist der Applikation in Tablettenform vorzuziehen, da diese eine schnellere und sicherere Resorption ermöglichen.

Die Nützlichkeit der Pause von 15 Minuten zwischen der Einnahme des Antiemetikums und des Analgetikums ist durch klinische Studien nicht sicher belegt. Es handelt sich dabei um ein Vorgehen, das auf prinzipiellen Überlegungen, nicht jedoch auf empirischen Daten beruht. Die Effektivität von Präparaten, die die Applikation des Antiemetikums und des Analgetikums gleichzeitig z.B. in einer Kapsel ermöglichen, kann deshalb im Einzelfall genau so groß wie bei fraktionierter, zeitlich versetzter Gabe sein.

Als weitere Optionen wurden andere nichtsteroidale Antirheumatika (NSAR) untersucht. Es liegen Studien über die Wirksamkeit von Naproxen, Naproxen-Natrium und Dolfenaminsäure vor.

■ Spezielle Optionen zur Attackenkupierung

In letzter Zeit wurden galenische Verbesserungen entwickelt, die auch zu spezifischen Zulassungen geführt haben. Im Jahre 2000 wurde durch das Bundesinstitut für Arzneimittel und Medizinprodukte (BfArM) erstmals einem Monopräparat mit dem Wirkstoff *Acetylsalicylsäure* die Zulassung für die spezielle Indikation "akute Behandlung der Kopfschmerzen von Migräneanfällen mit und ohne Aura" erteilt. Hintergrund war eine neue galenische Zubereitung (Aspirin® Migräne), welche neben ASS und dem Brausezusatz (Natriumhydrogencarbonat sowie Natriumcarbonat) Natriumcitrat und Zitronensäure enthält. Die in Wasser gelöste Tablette führt zu einem pH-Wert von 5,8 bis 6,2 sowie einer Säureneutralisationskapazität (ANC) von 12 mEq beziehungsweise 24 mEq. Das Puffersystem bewirkt eine beschleunigte Magenpassage und Wirkstoffanflutung sowie einen schnellen Wirkeintritt bei guter Verträglichkeit. Gleichzeitig werden auch Begleitsymptome der Migräne ohne zusätzliche Einnahme eines Antiemetikums verbessert. Eine entsprechende Zulassung erfolgte auch für Ibuprofen-Lysinat (Dolormin®-Migräne).

Diclofenac-Kalium (Voltaren®-K Migräne) ist ebenfalls als einzige Darreichungsform dieses nicht-steroidalen Antirheumatikums für die Migränetherapie zugelassen und wurde im Januar 2002 eingeführt. Das Medikament zeichnet sich durch eine hohe Löslichkeit aus. Diese ist Voraussetzung für eine rasche Resorption im Magen. Bereits nach wenigen Minuten nach der Einnahme lässt sich der Wirkstoff im Blut nachweisen. Im Unterschied zu Diclofenac-Natrium werden auch die maximalen Plasmakonzentrationen wesentlich früher, nämlich bereits nach 34 Minuten erreicht. Weil die Aufnahme im Magen erfolgt, ist die zusätzliche Einnahme eines Prokinetikums ebenfalls nicht erforderlich. Diclofenac-Kalium ist in einer Dosierung von 50 mg gegenüber Sumatriptan in Vergleichsstudien bei besserer Verträglichkeit gleich wirksam.

Phenazon ist für die Behandlung von leichten bis mäßig starken Schmerzen zugelassen. Ebenfalls häufig werden phenazonhaltige Arzneimittel in der Behandlung von Migräne und Kopfschmerzen eingesetzt. Phenazon wird im Gastrointestinaltrakt rasch und vollständig resorbiert. Nach Gabe von 1.000 mg Phenazon wurden maximale Konzentrationen bereits nach 60 Minuten im Speichel ermittelt. Der Verlauf der Konzentrationen im Plasma ist vergleichbar, für t_{max} wurden 1-2 Stunden angegeben. Für die Behandlung der akuten Migräneattacke ist ein schneller initialer Plasmakonzentrationsanstieg besonders vorteilhaft. Phenazon wird im allgemeinen gut vertragen. Unerwünschte Wirkungen auf die Blutbildung sind, im Kontrast zu anderen Mitgliedern der Pyrazolonfamilie, für Phenazon nicht beschrieben.

■ Kombinationspräparate

Kombinationspräparate enthalten neben Schmerzmittel Kombinationspartner in Form von Coffein, Codein oder anderen Substanzen. Neben sog. Zweierkombinationen werden auch Dreierkombinationen, z.B. in Form von Acetylsalicylsäure plus Paracetamol plus Coffein vertrieben.

> Obwohl immer wieder argumentiert wird, dass mit solchen Kombinationen Schmerzmittel eingespart werden können, ist es Alltag in Kopfschmerzpraxen und -kliniken, dass sich Patienten hilfesuchend vorstellen, die seit Jahren täglich ihre Kopfschmerzen mit 10 bis 30 Tabletten dieser Art pro Tag behandelten. Es ist ebenfalls Alltagserfahrung in spezialisierten Kliniken, dass Patienten mit einem Analgetika-induzierten Kopfschmerz in der Regel immer Kombinationspräparate einnehmen. Auch Patienten mit einer Analgetikanephropathie verwendeten in der Regel solche Kombinationspräparate.

In Ländern, in denen diese fixen Zusammensetzungen verboten wurden, zeigte sich eine deutliche Reduktion dieser Komplikation. Die Analgetikanephropathie ist gekennzeichnet durch eine Papillennekrose und eine chronische interstitielle Nephritis, die letztlich zu einer dialysepflichtigen Niereninsuffizienz führen können. Früher galt als Hauptverursacher das inzwischen verbotene Phenazetin, jetzt sind Analgetikakombinationspräparate hauptverantwortlich. Sowohl Paracetamol als auch Acetylsalicylsäure werden im Rahmen des renalen Ausscheidungsprozesses in den Nierenpapillen stark angereichert. In Anwesenheit von höheren Acetylsalicylsäurekonzentrationen verändert sich der Paracetamolmetabolismus, was zur Entstehung von für das Nierengewebe toxischen Metaboliten führen kann, die letztlich eine Papillennekrose hervorrufen (Dugin 1996). In Ungarn konnte erneut aktuell gezeigt werden, dass bei 14,8 % der dialysepflichtigen Patienten ursächlich eine Analgetikanephropathie zugrunde lag. 95,2 % der betroffenen Patienten hatten Mischanalgetika eingenommen (Pinter et al. 2001).

Das Verbot von Analgetikamischpräparaten bestehend aus einer Kombination von 2 Analgetika und zumindest einem potentiell abhängigmachenden Stoff (Koffein oder Codein) hat in Schweden zu einer signifikant geringeren Häufigkeit der Analgetikanephropathie geführt, während in Ländern, in denen diese Medikamente weiter frei verfügbar sind (z.B. Belgien) die Raten der Analgetikanephropathie konstant erschreckend hoch sind. (Noels et al. 1995). In Belgien konnte gezeigt werden, dass bei 15,6 % der dialysepflichtigen Patienten ursächlich eine Analgetikanephropathie zugrunde lag. Dabei zeigt sich eine klare regionale

Korrelation zwischen Auftreten einer Analgetikanephropathie und den Verkaufszahlen von Analgetikamischpräparaten. In Regionen, in denen vornehmlich Monoanalgetika verkauft werden, liegt die Inzidenz der Analgetikanephropathie signifikant niedriger (Elseviers und de Broe 1994). Selbstmedikation von primären Kopfschmerzen bedeutet in der Regel eine Langzeittherapie, da es sich definitionsgemäß um chronische Erkrankungen handelt.

Zum Einsatz von Kombinationspräparaten in der Selbstmedikation bestehen aktuelle Kontroversen. So wird eine Dreierkombination bestehend aus 250 mg Acetylsalicylsäure, 250 mg Paracetamol und 50 mg Coffein als Mittel der ersten Wahl eingestuft.

Die ursprüngliche Fassung dieser Empfehlung berief sich auf Studien, die bei der Akutbehandlung eine fixe Kombination aus Acetylsalicylsäure, Paracetamol und Coffein in einer Dosierung von 2 Tabletten (pro Tablette 250 mg Acetylsalicylsäure, 250 mg Paracetamol und 65 mg Coffein) pro Einzeldosis sowohl zur Behandlung von Migräneattacken als auch zur Behandlung von Kopfschmerzen vom Spannungstyp eingesetzt hatten. Diese Studien hatten jedoch nur die Wirksamkeit und Verträglichkeit in der *singulären Kurzzeitanwendung* untersucht und konnten keinerlei Aussagen zur Verträglichkeit in der Langzeitanwendung, gerade in der Selbstmedikation primärer Kopfschmerzen, begründen. Zudem handelte es sich um sehr artifizielle Einschlusskriterien (Goldstein et al. Cephalgia 1999;19:684-91): Patienten mit schweren Migräneattacken, mit Erbrechen bei mehr als 20 % der Anfälle und der Notwendigkeit sich hinzulegen bei mehr als 50 % der Anfälle, wurden ausgeschlossen. Auch wurden die Studien nie ausführlich einzeln publiziert, die Ergebnisse liegen nur in Form von gepoolten Übersichten vor.

Trotz der für die Selbstmedikation irrelevanten Akut-Datenlage und zudem einer abweichenden Zusammensetzung des US-Präparates (Paracetamol-Anteil um 20 % geringer, Coffein-Anteil um 30 % geringer) wurde eine in Deutschland erhältliche Dreierkombination bestehend aus 250 mg Acetylsalicylsäure, 200 mg Paracetamol und 50 mg Coffein (Thomapyrin®) als Mittel der ersten Wahl eingestuft. Gerade für diese Dreierkombination fanden sich überhaupt keine publizierten Daten aus kontrollierten Studien zur Wirksamkeit bei Migräne und Kopfschmerz vom Spannungstyp gemäß heute gültigen Qualitätsstandards.

Im Jahre 2005 wurde nun eine deutsche Studie zur Wirksamkeit einer fixen Arzneimittelkombination bestehend aus 250 mg Acetylsalicylsäure, 250 mg Paracetamol und 50 mg Coffein in der Kopfschmerzakuttherapie publiziert. Es wurden dabei folgende Gruppen untersucht:

- ASS + Paracetamol + Coffein
- ASS + Paracetamol
- ASS
- Paracetamol
- Coffein
- Placebo

Aufgrund dieses Designs kann auch diese Studie keine Empfehlung für eine Dreierkombination abgeben. Es fehlen die Zweierkombinationen

- ASS + Coffein und
- Paracetamol + Coffein

Würden diese nämlich ebenso gut wie die Dreierkombination sein, gäbe es keine Begründung für die Dreierkombination. Für die Empfehlung einer fixen Kombination mit drei Wirkstoffen wäre Voraussetzung, dass in randomisierten Studien nachgewiesen werden muss, dass jede denkbare Monotherapie und jede denkbare Kombination aus zwei Wirkstoffen schlechter wirkt oder schlechter verträglich ist als die in der Dreierkombination gewählte Zusammensetzung.

Dass Kombinationsmittel aus zwei verschiedenen Schmerzstoffen analgetisch wirken ist nicht weiter verwunderlich und wird daher auch nicht in Zweifel gezogen. Vielmehr steht die Verträglichkeit einer fixen Kombination im Fokus der Betrachtung. So ist bei einer Kombination zumindest teilweise mit einer Addition der spezifischen Nebenwirkungsspektren der Wirkstoffe zu rechnen. Eine reine Placebokontrolle im Studienansatz mit dem primären Endpunkt: Verbesserung der Schmerzsymptomatik 2 Stunden nach Einnahme der Studienmedikation reicht demnach nicht aus, in geeigneten Studien muss vielmehr nachgewiesen werden, dass mit der Kombination ein patientenrelevanter Vorteil (entweder gegen die Standardtherapie oder bzgl. der Verträglichkeit) verbunden ist. Da die Arzneimittel bei primären Kopfschmerzen eingesetzt werden, die über Jahre oder gar Jahrzehnte auftreten, muss zudem die Langzeitverträglichkeit und -sicherheit bei diesen episodisch oder chronisch auftretenden Erkrankungen nachgewiesen sein. Der Wirksamkeitsnachweis für einzelne Anfälle reicht dazu nicht aus.

Auch aus einer Reihe anderer Gründe können die Studienergebnisse nicht generalisiert werden. Die Studie schloß nur Patienten ein, die Selbstmedikation mit Schmerzmittel früher durchgeführt haben und damit zufrieden waren. D.h., die Wirksamkeit wurde nur bei einer Gruppe von Patienten untersucht, bei der die Wirksamkeit Voraussetzung war! Auf keinen Fall können dann die Ergebnisse auf alle Patienten mit Kopfschmerzen übertragen werden.

Auf die Diagnose als Einschlusskriterium wurde verzichtet. Es musste nur "Kopfweh" vorhanden sein, das im Bereich der Selbstmedikation vorher zufriedenstellend ansprach. Da die Dreierkombination das meistverkaufte Schmerzmittel in Deutschland ist kann angenommen werden, dass überwiegend bereits mit dieser Kombination zufriedene Patienten eingeschlossen wurden.

Ausgeschlossen wurden zudem sämtliche Patienten, die ihre Kopfschmerzen mit verschreibungspflichtigen Medikamenten vorher behandelten. Es handelt sich also um eine artifizielle Gruppe.

Die Studie hat auch zahlreiche statistische Besonderheiten. Als Hauptzielkriterium wurde eine interpolierte Zeit verwendet. Es wurde über die Angaben auf einer visuellen Analogskala virtuell rechnerisch die Zeit ermittelt, bei der eine 50 %-ige Schmerzreduktion anzunehmen war. Die Zeit wurde nicht, wie in den internationalen Guidelines für Migränestudien gefordert, mit einer Stoppuhr tatsächlich gemessen, sondern virtuell interpoliert. Die Berechnung der Stichgruppengröße wurde im Gegensatz dazu nicht über das vorgenannte Hauptzielkriterium vorgenommen, sondern auf der Basis des Unterschiedes für die stündlichen Erfolgsraten. Ein relevanter Unterschied wurde zwischen 20 bis 40 % Differenz zwischen den Responderraten angesetzt. In der Arbeit selbst wird jedoch die Zeit bis zur interpolierten 50 %-igen Besserung als Hauptzielkriterium angegeben. Sie beträgt für die Gruppen: 1:05 zu 1:12 zu 1:19 zu 1:21 zu 1:47 zu 2:13 Stunden. Die Dreierkombination ist selbst in dieser Gruppe von schwach betroffenen Patienten nur um 7 Minuten schneller, um das virtuelle Zielkriterium zu erreichen. Das erscheint klinisch irrelevant.

Selbst für den Akuteinsatz kann somit die Überlegenheit einer Dreierkombination kaum begründet werden. Für den Einsatz in der Kopfschmerzlangzeittherapie über Monate oder Jahre werden keine Antworten gegeben. Nichts wird ausgesagt zu dem Problem der Gewöhnung, Abhängigkeit, medikamenteninduzierten Kopfschmerzen, Magen-, Nieren- und Leberschädigungen. Kopfschmerzzentren und Dialysezentren wissen: Patienten mit all diesen Komplikationen verwenden in der Regel Kombinationspäparate. Es gilt daher weiterhin: Ohne einen Beleg der Überlegenheit und besseren Verträglichkeit der Dreierkombination sind diese Kombinationen in der Langzeittherapie nicht zu empfehlen. In vielen Ländern bleiben sie daher auch weiterhin verboten.

> Fixe Kombinationspräparate in der Behandlung von chronischen Kopfschmerzleiden sollten nicht eingesetzt werden. Für ihre Verwendung besteht keine ausreichende Evidenz.

1.6.8. Behandlung der schweren Migräneattacke

Viele Migränepatienten haben die Erfahrung gemacht, dass sogenannte einfache Schmerzmittel bei ihnen zu keiner ausreichenden Wirksamkeit führen. Der Schmerz klingt nicht ab, parallel dazu bestehen starke Übelkeit oder sogar Erbrechen. Die Patienten sind zwei bis drei Tage ans Bett gefesselt, fühlen sich elend und krank. Schmerzen, soziale Inaktivität, Arbeitsunfähigkeit sind die Folge dieser schwer verlaufenden Attacken. Die Situation wird als schwere Migräneattacke bezeichnet.

> Eine schwere Migräneattacke ist immer dann anzunehmen, wenn das zunächst eingesetzte Behandlungsschema für leichte Migräneattacken sich als nicht ausreichend wirksam erweist. Schwere Migräneattacken liegen jedoch auch dann vor, wenn sehr stark ausgeprägte einzelne, neurologische Begleitstörungen der Migräne, im Sinne von Aurasymptomen oder aber auch eine Kombination von mehreren Aurasymptomen auftreten. Unter dieser Voraussetzung werden spezifische Migränemittel eingesetzt.

Dazu zählen die früher verwendeten Ergotalkaloide, die heute als veraltet angesehen werden können. Als Ersatz für diese Ergotalkaloide stehen heute eine Reihe verschiedener Triptane zur Verfügung. Spezifische Migränemittel bedürfen der ärztlichen Verordnung. Der Einsatz dieser Medikamente muss aus verschiedenen Gründen besonders überlegt und bewusst erfolgen. Einen Überblick über die verschiedenen Optionen der Migränetherapie gibt Tabelle 1.5.

1.6.9. Ergotalkaloide

Ergotalkaloide (Mutterkornalkaloide) waren bis zum Jahre 1993 die einzige Möglichkeit zur Behandlung schwerer Migräneattacken. Ergotalkaloide können in Form von Tabletten oder Zäpfchen eingesetzt werden. Secale Cornutum (Mutterkorn) ist ein durch einen Pilz befallenes Getreidekorn. Flüssige Extrakte von Mutterkorn wurden bereits im 19. Jahrhundert zur Therapie der Migräneattacke eingesetzt.

> Bei der Therapie mit Ergotalkaloiden ist größte Vorsicht geboten. Die zu häufige Einnahme von Ergotalkaloiden kann sehr schnell die Migräneattacken in ihrer Häufigkeit und Intensität verschlimmern! Sehr leicht kann ein ständiger, täglicher Kopfschmerz entstehen, ein sogenannter medikamenteninduzierter Dauerkopfschmerz.

Bei Absetzen des Ergotamins entsteht ein sogenannter Entzugskopfschmerz und die Betroffenen müssen deshalb ständig weiter und mit der Zeit mehr und mehr Ergotalkaloid einnehmen, um nicht einen Entzugskopfschmerz zu erleiden. Bei

Strategie A: Antiemetikum und Analgetikum				
Gegen Übelkeit und Erbrechen (Tropfen, Zäpfchen, Kaugummi)	• Metoclopramid 20 mg • Domperidon 20 mg • Dimenhydrinat 150 mg		Schmerzmittel	• Acetylsalicylsäure 1.000 mg • Paracetamol 1.000 mg • Ibuprofen 800 mg • Diclofenac-Kalium 50 mg • Phenazon 1000 mg
Strategie B: Triptane				
Wirkstoff	Darreichungsform	Name	Auswahl bei	
Sumatriptan 6 mg s.c.	Fertigspritze	Imigran®	Erbrechen, soll sehr schnell wirken	
Sumatriptan nasal 20 mg	Nasenspray		Erbrechen, soll schnell wirken	
Sumatriptan nasal 10 mg	Nasenspray		Erbrechen, Verträglichkeit erwünscht	
Sumatriptan Supp. 25 mg	Zäpfchen		Erbrechen, Verträglichkeit erwünscht	
Sumatriptan 100 mg	Tablette		sehr schwere Anfälle	
Sumatriptan 50 mg	Tablette		schwere Anfälle	
Zolmitriptan 2,5 mg	Tablette	AscoTop®	schwere Anfälle	
Zolmitriptan 2,5 mg	Schmelztablette		schwere Anfälle	
Zolmitriptan 5 mg	Tablette		sehr schwere Anfälle, soll schnell wirken	
Zolmitriptan 5 mg	Nasenspray		sehr schwere Anfälle, soll schnell wirken	
Naratriptan 2,5 mg	Tablette	Naramig®	Lange Anfälle, Verträglichkeit erwünscht	
Rizatriptan 10 mg	Tablette	Maxalt®	soll schnell wirken, sehr schwere Anfälle	
Rizatriptan 10 mg	Schmelztablette		soll schnell wirken, sehr schwere Anfälle	
Almotriptan 12,5 mg	Tablette	Almogran®	soll schnell wirken, lange Anfälle	
Eletriptan 40 mg	Tablette	Relpax®	soll schnell wirken, sehr schwere Anfälle	
Eletriptan 20 mg	Tablette		soll schnell wirken, lange Anfälle	
Frovatriptan 2,5 mg	Tablette	Allegro®	Lange Anfälle, Verträglichkeit erwünscht	

Tab. 1.5: Medikamentöse Therapie der Migräneattacke in Abhängigkeit von verschiedenen Merkmalen des Attackenverlaufes.

Dauertherapie konnten auch sehr schwere Durchblutungsstörungen in den verschiedenen Körperorganen auftreten, meist zunächst in den Armen und Beinen. Die Durchblutungsstörungen können sogar sehr ernste Folgen haben, bis hin zum tödlichen Verlauf mit Herzinfarkt oder Darmgangrän (☞ Abb. 1.11). Aus diesem Grunde werden heute Ergotalkaloide in der modernen Migränetherapie in der Regel nicht mehr eingesetzt und sind mit wenigen Ausnahmen vom Markt genommen.

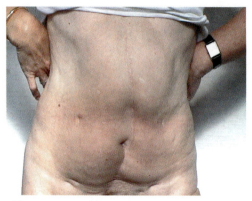

Abb. 1.11: Entwicklung von Darmgängrän und intestinalen Fisteln mit der Notwendigkeit multipler Operationen und mehrmonatigen intensivmedizinischen stationären Aufenthalten nach täglicher Ergotamineinnahme zur Kopfschmerzkupierung.

1.6.10. Triptane

Seit Februar 1993 ist in Deutschland die Substanz Sumatriptan als erste Form eines speziell entwickelten Migränemittels erhältlich. Sumatriptan wird daher auch als das Triptan der ersten Generation bezeichnet. Dieser Wirkstoff ist die erste Therapiemöglichkeit, die ausschließlich spezifisch für die Migräneattacken entwickelt worden ist.

■ **Vorteile**

Die besonderen Vorteile der Triptane sind:

- Triptane wirken nach bisherigen Forschungsergebnissen gezielt nur an den Stellen im Körper, an denen der Migräneschmerz entsteht, das heißt an den entzündeten Blutgefäßen des Gehirns
- Die Besserung der Migräne kann bereits nach 10 Minuten eintreten
- Triptane können als Tablette, als Schmerztablette, als Fertigspritze, als Nasenspray und als Zäpfchen zur Selbstbehandlung angewendet werden. Zum Einsatz der Fertigspritze wurde ein speziell entwickeltes Gerät, der sogenannte Glaxopen eingeführt, mit dem die Patienten eigenständig den Wirkstoff unter die Haut spritzen können. Dadurch wird ein besonders schneller Wirkeintritt auch bei Übelkeit und Erbrechen ermöglicht
- Ein guter Behandlungserfolg kann bei einem Großteil der behandelten Patienten erzielt werden
- Ein Triptan kann zu jedem Zeitpunkt während der Migräneattacke ohne Wirkungsverlust gegeben werden, muss also nicht sofort zu Beginn des Anfalles eingesetzt werden. Früher Einsatz verbessert jedoch die Wirksamkeit
- Da die Substanz sehr schnell im Körper abgebaut werden kann, ist die Gefahr einer Überdosierung und Ansammlung des Medikamentes im Körper gering
- Obwohl auch bei zu häufigem Gebrauch (an mehr als 10 Tagen pro Monat) ein medikamenteninduzierter Dauerkopfschmerz entstehen kann, ist im Vergleich zu den Ergotalkaloiden die Symptomatik dieser medikamenteninduzierten Dauerkopfschmerzen deutlich milder

1.6.10.1. Wirkungsweise der Triptane

Nach heutiger Vorstellung blockieren Triptane durch einen selektiven präsynaptischen 5-HT$_{1D}$-rezeptoragonistischen Wirkungsangriff die Freisetzung von vasoaktiven Neuropeptiden im Bereich der perivaskulären trigeminalen Axone der Dura mater. Die Entzündungsmediatoren CGRP, Substanz P, Neurokinin A und VIP werden freigesetzt, wenn die trigeminovaskuläre Aktivität während der Initialphase der Migräneattacke pathologisch erhöht ist. Die Folge der Freisetzung dieser Neuropeptide ist die Induktion einer neurogenen Entzündung, die sich durch eine Gefäßwandquellung, durch eine Störung der Bluthirnschranke im Bereich des entzündeten Gefäßes und Plasmaextravasation charakterisiert. Sowohl bei tierexperimenteller Auslösung einer neurogenen Entzündung als auch während des klinischen Migräneattackenverlaufes lässt sich eine erhöhte Konzentration von CGRP im cranialen Gefäßsystem beobachten. Die erfolgreiche Behandlung von Migräneattacken geht mit einer signifikanten Reduktion des CGRP-Spiegels einher. Da zusätzlich auch die für Übelkeit und Erbrechen verantwortlichen Projektionen zum Nucleus tractus solitarius gehemmt werden, ist die zusätzliche Gabe von Antiemetika in der Regel nicht erforderlich.

Die hohe Effektivität der Triptane in der Praxis erklärt sich durch ihre Fähigkeit, für die Pathophysiologie der Migräne relevante Mechanismen spezifisch zu beeinflussen. Gleichzeitig wird auch verständlich, warum sie bei anderen Schmerzzuständen - mit Ausnahme des Clusterkopfschmerzes - nicht wirksam sind.

Sowohl die Ergotalkaloide als auch Triptane werden in der Therapie der schweren Migräneattacke eingesetzt. Die entscheidende pharmakodynamische Eigenschaft von Triptanen im Vergleich zu den Ergotalkaloiden besteht darin, dass Sumatriptan hochselektiv an den 5-HT$_{1B}$-Rezeptor und 5-HT$_{1D}$-Rezeptor bindet. Zwar haben in Radioliganden-Bindungsstudien sowohl Triptane als auch die Ergotalkaloide eine hohe Affinität für den 5-HT$_{1D}$-Rezeptor. Während die Ergotalkaloide jedoch auch Affinität zu vielen anderen Rezeptoren aufweisen, binden Triptane hochselektiv im wesentlichen nur an den 5-HT$_{1D}$-Rezeptor. Durch diese spezifische 5-HT$_{1D}$-Rezeptor-agonistische Wirksamkeit sind Triptane in der Lage, selektiv verschiedene neuronale und vaskuläre Effekte zu bewirken, ohne andere Körperfunktionen zu beeinträchtigen.

Besonders prägnante neuronale Wirkungen der Triptane sind

- die Blockierung der Freisetzung von vasoaktiven Entzündungsmediatoren und
- damit die Blockierung der neurogenen Entzündung an cerebralen Gefäßen und
- die Hemmung der trigeminovaskulären Aktivität

Bedeutsame vaskuläre Effekte lassen sich als

- Vasokonstriktion von großen cerebralen Widerstandsgefäßen und
- Konstriktion von arterio-venösen Anastomosen

beobachten (☞ Abb. 1.12).

Bei dem klinischen Einsatz von Triptanen sind mehrere Besonderheiten zu berücksichtigen. Es handelt sich um selektive 5-HT-Agonisten, die sich durch ihre Rezeptorspezifität von allen bisher klinisch einsetzbaren Migränekupierungsmedikamenten unterscheiden. Klinische Studien belegen eine größere Wirksamkeit als bei den bisherigen therapeutischen Möglichkeiten. Auf der anderen Seite müssen auch mögliche unerwünschte Wirkungen erwogen werden. In Hinblick auf die Verpflichtung zu einer wirtschaftlichen Therapie ist auch die Klärung der Frage von entscheidender Bedeutung, welche Migräneattacke bei welchem Patienten zu welchem Zeitpunkt mit Triptanen behandelt werden sollte.

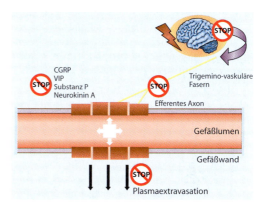

Abb. 1.12: Die verschiedenen Eingriffsmöglichkeiten der Triptane in die Pathomechanismen der Migräne.

1.6.10.2. Kontraindikationen gegen den Einsatz von Triptanen

Die 5-HT-Rezeptor vermittelte vasoaktive Potenz der Triptane betrifft vornehmlich das intrakranielle extrazerebrale Gefäßbett. In geringem Maße zeigt sich jedoch auch eine Vasokonstriktion in peripheren und koronaren Gefäßen.

> Das Vorliegen von koronaren, zerebralen oder peripheren Gefäßerkrankungen gilt daher ebenso wie eine unzureichend behandelte Hypertonie als Kontraindikation. Darüber hinaus sollte die Anwendung nicht in der Schwangerschaft und Stillzeit erfolgen. Aufgrund potentiell gefährlicher Wechselwirkungen sollte keine gleichzeitige Einnahme von Triptanen mit Ergotalkaloiden (einschließlich Methysergid) erfolgen. Alter unter 18 Jahren bzw. über 65 Jahre und das Vorliegen einer Basilarismigräne oder familiären hemiplegischen Migräne gelten als Anwendungsbeschränkungen.

1.6.10.3. Nebenwirkungen der Triptane

Die Mehrzahl der Patienten berichtet über keinerlei Nebenwirkungen nach Einnahme von Triptanen. Treten doch Nebenwirkungen auf, so handelt es sich häufig um Kribbelmissempfindungen im Kopfbereich oder in den Extremitäten, ein Wärmegefühl, ein Druck- oder Engegefühl besonders im Hals- und Brustbereich oder um ein Gefühl von Schwäche oder Schwere in Extremitäten. In der überwiegenden Zahl der Fälle sind die Nebenwirkungen mild ausgeprägt und nur von kurzer Dauer. Sind die Patienten über die möglichen Nebenwirkungen informiert, kann eine unnötige Beunruhigung und daraus resultierende Angst vermieden werden. Im Vergleich zu Sumatriptan s.c. treten die beschriebenen Nebenwirkungen bei den neueren Triptanen in deutlich geringerer Häufigkeit auf. Allerdings besitzt Sumatriptan s.c. auch die größte Wirksamkeit und den schnellsten Wirkungseintritt. In Vordergrund stehende Nebenwirkungen bei den neueren Triptanen sind häufiger - wahrscheinlich aufgrund der besseren Passage der Bluthirnschranke - eher Müdigkeit, Abgeschlagenheit und Schwindel. Tachykardie oder ein passagerer Blutdruckanstieg sind hingegen sehr selten.

1.6.10.4. Wiederkehrkopfschmerzen

Ca. 30 % der Patienten berichten, dass innerhalb von 24 Stunden nach zunächst erfolgreicher Einnahme eines Triptans ein erneutes Auftreten bzw. eine Zunahme der zunächst gelinderten Kopfschmerzen beobachtet werden. Man spricht hier von einem Wiederkehrkopfschmerz. Betroffen sind vornehmlich Patienten mit spontan langen Attacken oder Patienten, bei denen die erste Triptaneinnahme nicht zu einer vollständigen Beschwerdefreiheit geführt hatte. Verantwortlich ist wahrscheinlich die relativ kurze Wirkdauer der Triptane am Rezeptor und ein Wiederaufflammen der neurogenen Entzündung. Eine erneute Einnahme des Triptans ist bei Wiederkehrkopfschmerzen mit großer Wahrscheinlichkeit wieder effektiv, häufig reicht jedoch auch bei rechtzeitiger Einnahme der Einsatz von Antiemetika und Analgetika. Wiederkehrkopfschmerzen werden nicht nur bei Einsatz von Triptanen beobachtet, sondern können bei jedem Migräneakuttherapeutikum auftreten.

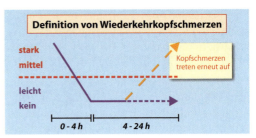

Abb. 1.13: Definition von Wiederkehrkopfschmerzen. Nach anfänglicher Besserung innerhalb von 4 Stunden nach initialer Einnahme kehren die Kopfschmerzen wieder.

1.6.10.5. Kombination mit NSAR

Berichtet ein Patient regelmäßig über Wiederkehrkopfschmerzen nach Einnahme eines Triptans, empfiehlt sich der Wechsel auf ein Triptan mit einer langen Halbwertszeit, z.B. Naratriptan, Almotriptan, Eletriptan oder Frovatriptan.

Alternativ hat sich die Kombination eines Triptans mit einem langwirksamen nichtsteroidalen Antiphlogistikum, z.B. Naproxen (2 x 500 mg) oder Piroxicam (1 x 20 mg), klinisch bewährt.

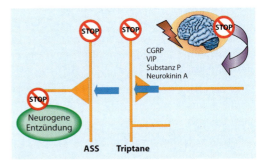

Abb. 1.14: Triptane stoppen präsynaptisch über Stimulierung von Autorezeptoren die Freisetzung von inflammatorischen Neuropeptiden. Analgetika vom Typ ASS hemmen postsynaptisch die Wirksamkeit dieser inflammatorischen Neuropeptide. Daher kann bei sehr schweren oder sehr langen Attacken die Kombination beider Wirkstoffgruppen noch eine effiziente Attackenkupierung ermöglichen, wenn beide Substanzen allein dies nicht vermögen.

1.6.10.6. Triptanhöchstdosen

Jede Darreichungsform eines Triptans darf innerhalb von 24 Stunden zweimal eingenommen werden, zur primären Behandlung der Migräneattacke und bei eventuellem Auftreten von Wiederkehrkopfschmerzen. Die Einnahme sollte an ma-

1.6. Die medikamentöse Therapie des Migräneanfalles

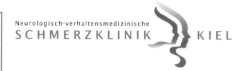

Die Triptanschwelle
Bestimmung des richtigen Einnahmezeitpunktes von Triptanen in der Migränetherapie

Neurologisch-verhaltensmedizinische
SCHMERZKLINIK KIEL

Name _____ Datum _____

Oft bestehen Unsicherheiten, ob beginnende Kopfschmerzen sich zu einer Migräneattacke entwickeln und zu welchem Zeitpunkt Triptane eingenommen werden sollten.

Die Triptanschwelle gibt den Zeitpunkt an, an dem der Einsatz dieser Medikamente in einer Migräneattacke sinnvoll ist. Beschreiben Sie in der Tabelle Ihre momentanen Kopfschmerzen. Erreichen Sie einen **Punktewert von mindestens 5**, ist **der Einnahmezeitpunkt für die Einnahme Ihres Triptans erreicht** und Sie können sich mit dem Ihnen empfohlenen Triptan behandeln.

Symptom	Ausprägung	Punkte	Ihr Punktewert
Schmerzstärke	stark	2	
	mittelstark	1	
	leicht	0	
Schmerzort	einseitig / umschrieben	2	
	beidseitig / diffus	0	
Schmerzcharakter	pochend, pulsierend	2	
	dumpf-drückend	0	
Schmerzverstärkung bei Bücken und körperlichen Aktivitäten	ja	2	
	nein	0	
Übelkeit / Erbrechen	ja	2	
	nein	0	
Licht- und Lärmüberempfindlichkeit	ja	1	
	nein	0	
		Summe	

Erreichen Sie einen Punktewert von mindestens 5, ist die Einnahme eines Triptans angezeigt.

Ihre Medikation: _____

Einnahmezeitpunkt: _____ Uhr   Wirkeintritt: _____ Uhr

Schmerzstärke nach 2 Stunden: kein Schmerz   mittelstarker Schmerz
                                 leichter Schmerz   starker Schmerz

Trat der Kopfschmerz wieder auf?   nein   ja, um: _____ Uhr

Copyright: Hartmut Göbel, Kiel

Abb. 1.15: Die Triptanschwelle zur Bestimmung des optimalen Einnahmezeitpunktes (☞ auch Abb. 4.6).

ximal drei konsekutiven Tagen erfolgen. Bei Einnahme an mehr als 3 Tagen liegt definitionsgemäß ein Status migränosus vor und damit eine häufig medikamenteninduzierte Komplikation, die es zu vermeiden gilt. In diesem Fall muss eine spezielle Behandlung erfolgen.

> Triptane sollten nicht häufiger als an 10 Tagen im Monat zum Einsatz kommen, um der Entstehung medikamenteninduzierter Dauerkopfschmerzen entgegenzutreten. Die Einnahmefrequenz von mehr als 10 Tagen pro Monat ist dabei entscheidend, nicht jedoch die an diesen Tagen erforderliche Dosis. Es ist vorteilhafter an wenigen Tagen eine maximale Dosis zu geben als die gleiche Dosis auf mehrere Tage zu verteilen.

1.6.10.7. Nichtansprechen auf ein Triptan und Triptanrotation

Das Nichtansprechen auf ein Triptan bedeutet nicht notwendigerweise, dass bei einem Patienten Triptane grundsätzlich ineffektiv sind.

- Zunächst sollte die erneute Einnahme des gleichen Triptans in zwei weiteren Attacken erfolgen, da die Raten für die Konsistenz der Wirkung von Triptanen - definiert als Effektivität in 2 von 3 Attacken - bei nur ca. 60-85 % liegen. Grund hierfür könnte die zum Teil niedrige Bioverfügbarkeit und die hohe Variation der gastrointestinalen Resorption während einer Migräneattacke sein. In diesem Fall kann die Kombination mit einem Antiemetikum sinnvoll sein

- Sind für ein Triptan verschiedene Dosierungen verfügbar, z.B. Sumatriptan 50 und 100 mg, Rizatriptan 5 und 10 mg, Eletriptan 20 und 40 mg oder Zolmitriptan 2,5 und 5 mg kann bei fehlender Wirksamkeit, aber guter Verträglichkeit der niedrigen Dosierung die höhere Dosierung versucht werden

- Als nächster Schritt käme der Wechsel auf ein anderes Triptan infrage (Triptanrotation). Verschiedene Cross-over Studien haben gezeigt, dass ein Triptan auch noch wirksam sein kann, wenn im Vorfeld ein anderes Triptan keine ausreichende Wirkung erzielte

- Schließlich sollte auch der Wechsel der Darreichungsform in die Überlegungen einbezogen werden. Sumatriptan 6 mg s.c weist die höchste Effektivität aller Triptane überhaupt auf und ist anderen Darreichungsformen des Sumatriptans (oral, nasal, rektal) und anderen Triptanen an Wirkung eindeutig überlegen, weist allerdings auch die meisten Nebenwirkungen auf

An dieser Stelle muss auch darauf hingewiesen werden, dass ein Patient neben einer Migräne auch an anderen Kopfschmerzen leiden kann, die ihrerseits nicht auf ein Triptan ansprechen. Hier ist in aller erste Linie mit einer Häufigkeit von ca. 50 % der Kopfschmerz vom Spannungstyp zu nennen.

1.6.10.8. Einnahmezeitpunkt von Triptanen

Im Gegensatz zu Analgetika und Ergotaminen können Triptane auch bei einer schon fortgeschrittenen Migräneattacke effektiv sein. Neue Untersuchungen haben jedoch bestätigt, was für Patienten schon lange selbstverständlich war. Die frühe Einnahme eines Triptans erhöht die Effektivität, beschleunigt den Wirkeintritt und senkt die Wiederkehrkopfschmerzrate. Die Einnahme eines Triptans sollte daher möglichst zu Beginn einer Migräne erfolgen. Behilflich ist dabei die Nutzung der sog. Triptanschwelle (☞ Abb. 1.15).

1.6.10.9. Kombination von Triptanen mit anderen Substanzen

Die Kombination von Triptanen mit anderen Substanzen kann im Einzelfall sinnvoll sein. Dies betrifft die Kombination mit Antiemetika und Prokinetika, z.B. Metoclopramid oder Domperidon, zur Verbesserung der Resorption oder die Kombination mit langwirksamen nichtsteroidalen Antiphlogistika, z.B. Naproxen, oder Piroxicam bei regelmäßigen Wiederkehrkopfschmerzen (☞ oben). Zur Kombination von schnellwirksamen Triptanen mit langwirksamen Triptanen liegen keine Sicherheitsdaten vor, so dass eine solche Kombination derzeit nicht empfohlen werden kann. Strengstens kontraindiziert ist die gleichzeitige Einnahme von Triptanen mit Ergotalkaloiden.

1.6.10.10. Allgemeine Regeln zum Einsatz von Triptanen

Patienten sollten nachstehende Regeln für den Einsatz von Triptanen kennen und beachten:

Regeln

- Frühzeitige Einnahme der Attackenmedikation bei Erreichen von fünf Punkten auf der Triptanschwelle
- Gesamte Attackenmedikation auf einmal einnehmen - nicht auf mehrere Portionen verteilen
- Bei unzureichender Wirkung oder bei Wiederauftreten der Kopfschmerzen erneute Einnahme der gesamten Medikation frühestens 4 Stunden nach Ersteinnahme und maximal zweimal innerhalb von 24 Stunden
- An 20 Tagen pro Monat sollen keine Medikamente zur Attackenbehandlung eingenommen werden, d.h. maximal an 10 Tagen pro Monat können Migräne- oder Schmerzmittel verwendet werden. Andernfalls besteht die Gefahr, dass die Attackenhäufigkeit zunimmt oder Dauerkopfschmerzen entstehen
- Innerhalb einer einzelnen Migräneattacke soll nur ein Triptanpräparat eingenommen werden. Sollte dieses nicht wirken, ein Nicht-Triptanpräparat verwenden (ASS, Paracetamol, Ibuprofen etc.)
- Triptane nie mit Ergotaminpräparaten zusammen einnehmen. Auf die Einnahme von ergotaminhaltigen Präparaten generell verzichten

1.6.10.11. Triptanprofile

Alle Triptane haben die strengen modernen Zulassungsverfahren durchlaufen. Wirkung und Verträglichkeit sind in kontrollierten Studien auch bei Langzeiteinnahme umfangreich untersucht. Die Studien belegen einstimmig die sehr gute und meist schnelle Wirksamkeit sowie die gute Verträglichkeit der Triptane in der Migräneattackenbehandlung. Die einzelnen Triptane und die verschiedenen Applikationsformen weisen jedoch ein individuelles Substanzprofil hinsichtlich Effektivität, Verträglichkeit, Wirkgeschwindigkeit und Wirkdauer auf (☞ Tab. 1.5).

1.6.10.12. Triptanvergleiche

Metaanalysen und direkte Vergleichsstudien haben gezeigt, dass bei oraler Einnahme im Vergleich zu *Sumatriptan*

- *Rizatriptan* und *Eletriptan* eine stärkere Wirksamkeit aufweisen
- *Naratriptan* und *Frovatriptan* schwächer wirksam, aber besser verträglich sind sowie eine niedrigere Wiederkehrkopfschmerzrate aufweisen
- *Almotriptan* bei gleicher Wirksamkeit besser *verträglich* ist und
- *Eletriptan* schneller und länger wirkt

Die Abbildungen 1.16-1.20 ergeben hierüber Aufschluss.

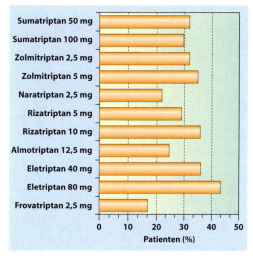

Abb. 1.16: Triptane in der Übersicht: Durchschnittlicher Prozentsatz der Patienten nach Abzug der Placeborate, die 2 Stunden nach Einnahme eines Triptans nur noch unter leichten oder gar keinen Kopfschmerzen litten (therapeutischer Gewinn gegenüber Placebo). Metaanalyse Ferrari et al. 2001.

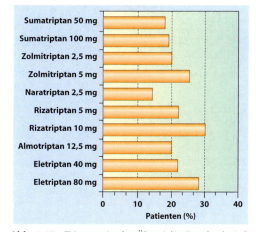

Abb. 1.17: Triptane in der Übersicht: Durchschnittlicher Prozentsatz der Patienten nach Abzug der Placeborate, die 2 Stunden nach Einnahme eines Triptans kopfschmerzfrei waren (therapeutischer Gewinn gegenüber Placebo). Metaanalyse Ferrari et al. 2001.

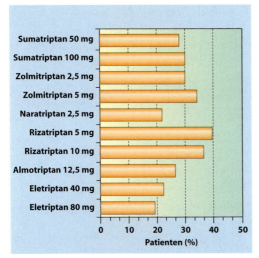

Abb. 1.18: Triptane in der Übersicht: Durchschnittlicher Prozentsatz der Patienten, die innerhalb von 24 Stunden nach zunächst erfolgreicher Einnahme eines Triptans eine Kopfschmerzwiederkehr berichteten. Metaanalyse Ferrari et al. 2001.

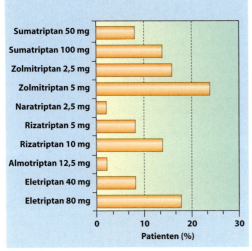

Abb. 1.19: Triptane in der Übersicht: Durchschnittlicher Prozentsatz der Patienten nach Abzug der Placeborate, die über Nebenwirkungen klagten (therapeutischer Gewinn gegenüber Placebo). Metaanalyse Ferrari et al. 2001.

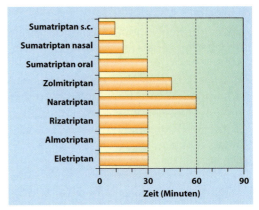

Abb. 1.20: Triptane in der Übersicht: Durchschnittliche Latenz in Minuten bis zum Wirkeintritt. Metaanalyse Mathew 2001.

> Metaanalysen sind jedoch für die Auswahl von Triptanen in der individuellen Behandlung von Patienten wenig relevant, das "beste" Triptan für jeden Patienten gibt es nicht. Eine einheitliche Standardtherapie, die für alle Betroffenen in jeder Situation Gültigkeit hat, steht nicht zur Verfügung.

- Zum einen unterscheiden sich *Patienten* in Alter, Geschlecht, Lebenssituation und Begleiterkrankungen
- Zum anderen unterscheiden sich *Migräneattacken* in Intensität, Dauer, Begleitphänomenen und Häufigkeit
- Eine Attackentherapie wird daher nur optimal erfolgreich sein können, wenn sie individuell auf den einzelnen Patienten maßgeschneidert ist
- Da darüber hinaus auch noch letztlich unvorhersehbar Bioverfügbarkeit, Wirksamkeit und Verträglichkeit der gleichen Substanz erheblich zwischen den Patienten variieren, ist das im Einzelfall beste Behandlungskonzept meist erst Ergebnis eines individuellen Optimierungsprozesses
- Alle Triptane haben die modernen Zulassungsverfahren durchlaufen. Wirkung und Verträglichkeit sind in kontrollierten Studien auch bei Langzeiteinnahme umfangreich untersucht. Die Studien belegen einstimmig die sehr gute und schnelle Wirksamkeit sowie die gute Verträglichkeit der Triptane in der Migräneattacken-

behandlung. Die einzelnen Triptane und die verschiedenen Applikationsformen unterscheiden sich in mehreren Aspekten

Einen Vergleich der Wirksamkeit, der Schnelligkeit des Wirkeintritts und der Wiederkehrkopfschmerzrate der einzelnen Triptane gibt Tabelle 1.6.

Für die Triptane als Substanzklasse liegen für den klinischen Einsatz in der Migränebehandlung umfangreiche Erfahrungen vor. Dabei haben sich die Wirk- und Verträglichkeitsprofile der einzelnen Triptane und auch der verschiedenen Applikationsformen herausgebildet, so dass heute eine Differentialtherapie der Migräneattacke mit Triptanen möglich ist. Dabei werden Schweregrad und Dauer der Migräneattacke ebenso berücksichtigt, wie die individuellen Bedürfnisse des Patienten hinsichtlich Verträglichkeit und Wirkgeschwindigkeit. Abbildung 1.21 gibt einen vergleichenden Überblick über wesentliche die Wirkcharakteristika von Triptanen in der klinischen Praxis.

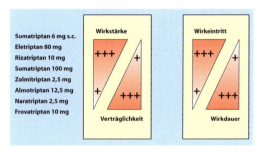

Abb. 1.21: Wirkprofile von Triptanen in der klinischen Praxis.

Der Vergleich der Triptane hinsichtlich der Wirksamkeit nach zwei Stunden nach der Einnahme ist für einen großen Teil der Patienten wenig relevant. Die Migräneattacke dauert gerade bei schwer betroffenen Patienten zwei oder drei Tage an. Für die Praxis bedeutsam sind daher die Nachhaltigkeit der Wirkung, das Vermeiden von Wiederkehrkopfschmerzen, das Vermeiden einer erneuten Einnahme und die gute Verträglichkeit über die gesamte Attackendauer.

Substanz	Bioverfügbarkeit	t_{max}	$t_{1/2}$	Therapeutischer Gewinn nach 2 h gegenüber Placebo	Wiederkehrkopfschmerzrate
Sumatriptan 6 mg s.c.	96 %	10 Min	2 h	51 %	45 %
Eletriptan 80 mg oral	50 %	2,8 h	5 h	42 %	24 %
Rizatriptan 10 mg oral	45 %	Tablette 1 h Schmelztbl. 2 h	2 h	37 %	40 %
Sumatriptan 100 mg oral	14 %	1,5 h	2 h	32 %	32 %
Zolmitriptan 2,5 mg oral	40 %	2,5 h	2,5 h	32 %	32 %
Almotriptan 12,5 g oral	70 %	2,5 h	3,5 h	26 %	23 %
Naratriptan 2,5 mg oral	Männer 63 % Frauen 74 %	3,5 h	6 h	22 %	20 %
Frovatriptan 2,5 mg	30 %	3,0 h	26 h	18 %	25 %

Tab. 1.6: Vergleich pharmakologischer Parameter, der Wirksamkeit und der Wiederkehrkopfschmerzrate verschiedener Triptane. t_{max}: Zeit bis zum Erreichen der maximalen Plasmakonzentration, $t_{1/2}$: Eliminationshalbwertszeit im Plasma, **Wiederkehrkopfschmerzrate**: Prozentsatz der Patienten mit Kopfschmerzwiederkehr innerhalb von 24 Stunden nach primär effektiver Behandlung. **Therapeutischer Gewinn nach 2 Stunden**: Prozentsatz der Patienten mit Schmerzlinderung unter Verum minus Prozentsatz der Patienten mit Schmerzlinderung unter Placebo. Da die Werte in verschiedenen Studien variieren, wurden möglichst repräsentative Werte aufgelistet.

1.6.10.13. Optimierung des Einnahmezeitpunktes

Die Schnelligkeit des Wirkeintrittes lässt sich durch einen frühen Einnahmezeitpunkt optimieren. Hilfreich ist dabei die Verwendung der Triptanschwelle (☞ Abb. 1.15).

■ **Triptanschwelle**

Die *Triptanschwelle* kann Patienten helfen, zwischen Migräne und Kopfschmerzen vom Spannungstyp zu unterscheiden und den richtigen Moment zu wählen, das Triptan einzusetzen. Dadurch lässt sich in einem hohen Prozentsatz der Patienten eine schnelle und effektive Schmerzlinderung erzielen. Die unnötige, die zu frühe oder die zu späte Einnahme eines Triptans kann vermieden werden. Unnötigen Kosten und einem medikamenteninduzierten Kopfschmerz wird vorgebeugt. Die *Triptan-Schwelle* basiert auf den diagnostischen Kriterien der Internationalen Kopfschmerzgesellschaft IHS und berücksichtigt Kopfschmerzstärke, Kopfschmerzcharakter, Kopfschmerzlokalisation sowie Begleitsymptome. In insgesamt 6 Fragen (☞ Abb. 1.15) wird die Kopfschmerzphänomenologie abgefragt und mit Punkten bewertet. Der Maximalpunktwert liegt bei 10 Punkten. Patienten wird empfohlen, ein Triptan erst dann in einer Kopfschmerzattacke einzunehmen, wenn sie einen Punktwert von mindestens 5 erreicht haben und damit sicher eine Migräne vorliegt.

1.6.10.14. Individuelle Auswahl der Triptane

Sumatriptan

■ **Sumatriptan Filmtabletten**

Sumatriptan Filmtabletten (Imigran®) liegen in zwei Darreichungsformen mit 50 mg und 100 mg vor. Sumatriptan wurde im Jahre 1991 in die klinische Praxis eingeführt und weltweit sind mehr als 300 Millionen Dosierungen eingesetzt worden. Sumatriptan 50 mg als Filmtablette kann aufgrund der langen Erfahrung, die mit diesem Wirkstoff bereits vorliegt, als derzeitiges Triptan der ersten Wahl in der Migränetherapie bezeichnet werden. Die Entwicklungsstufen von Serotonin zu Sumatriptan zeigt Abb. 1.22.

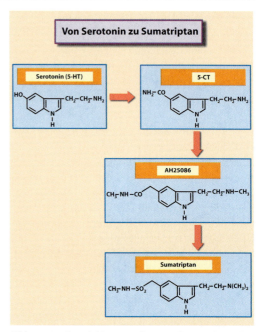

Abb. 1.22: Entwicklungsstufen von Serotonin zu Sumatriptan.

Bei circa 50-70 % der behandelten Migräneattacken kann eine bedeutsame Besserung oder auch ein vollständiges Verschwinden der Kopfschmerzen hervorgerufen werden. Sumatriptan Filmtabletten sollten möglichst frühzeitig bei Beginn der Kopfschmerzphase der Migräne eingenommen werden. Bis zum Beginn der Wirkung vergehen circa 30 Minuten. Die Wirkung erreicht nach circa 1-2 Stunden ihr Maximum.

> Sumatriptan in Tablettenform wird bevorzugt eingesetzt, wenn Übelkeit und Erbrechen nur gering ausgeprägt sind und die Attackendauer in der Regel 4-6 Stunden bei unbehandeltem Verlauf beträgt.

Patienten, die bisher erfolgreich bereits mit Sumatriptan in Tablettenform behandelt wurden, haben keine Veranlassung auf ein anderes Triptan umgestellt zu werden. Die Anfangsdosis von Sumatriptan in Tablettenform beträgt 50 mg. Ist diese Menge ausreichend wirksam, und sind die Nebenwirkungen tolerabel, sollte mit dieser Wirkstoffmenge weiterbehandelt werden. Können allerdings mit 50 mg keine ausreichenden klinischen Effekte erzielt werden, verabreicht man bei der nächsten Attacke 100 mg. Ist mit 50 mg eine gute Wirkung zu

1.6. Die medikamentöse Therapie des Migräneanfalles

erzielen, bestehen jedoch aber Nebenwirkungen, kann auch eine Halbierung der Dosis von 50 mg (nunmehr 25 mg) verabreicht werden. Circa die Hälfte der mit Sumatriptan in Tablettenform behandelten Patienten können mit 50 mg eine ausreichende Linderung bei guter Verträglichkeit erzielen. Ein weiteres Viertel der Patienten erreicht dieses Ergebnis mit 25 mg und ein weiteres Viertel mit 100 mg.

Typische Nebenwirkungen von Sumatriptan und auch der anderen Triptane sind ein leichtes, allgemeines Schwächegefühl und ein ungerichteter Schwindel, Missempfindungen, Kribbeln, Wärme- oder Hitzegefühl und leichte Übelkeit. Sehr selten können auch ein Engegefühl im Bereich der Brust und im Bereich des Halses auftreten. Als Ursache für diese Symptome wird eine Verkrampfung der Speiseröhre diskutiert. EKG-Veränderungen treten im Zusammenhang mit diesen Beschwerden nicht auf. In aller Regel sind die Nebenwirkungen sehr mild und klingen spontan ab.

Generell gilt sowohl für Sumatriptan in jeder Anwendungsform als auch für die Triptane der zweiten und nachfolgenden Generationen, dass sie erst gegeben werden sollen, wenn die Kopfschmerzphase beginnt. Während der Auraphase sollten diese Wirkstoffe nicht verabreicht werden. Grund dafür ist, dass sie nicht in der Lage sind, die Symptome der Aura direkt zu beeinflussen. Auch können sie die Symptome der Migräne nicht effektiv verbessern, wenn sie zu früh vor der Kopfschmerzphase gegeben werden. Darüber hinaus wird während der Auraphase eine Verengung bestimmter Gehirngefäße als mögliche Ursache angenommen. Aus diesem Grunde sollten gefäßverengende Wirkstoffe, wie die Triptane, in dieser Phase nicht verabreicht werden.

> Auf keinen Fall sollten die Triptane in Verbindung mit Ergotaminen verabreicht werden. Da sowohl Ergotamine, als auch die Triptane zu einer Gefäßverengung führen können, kann durch eine Überlagerung der beiden Wirkstoffe eine besondere Addition der gefäßverengenden Wirkung erzeugt werden, die gefährlich sein kann. Da Ergotalkaloide in der Migränetherapie der Vergangenheit angehören sollten, dürften die Probleme kaum noch auftreten. Viele Migränepatienten nehmen jedoch in der Konfusion einer akuten Migräneattacke häufig wahllos irgendwelche Medikamente ein, die sie vorfinden oder die ihnen in bester Absicht von Bekannten empfohlen und zugereicht werden.

Besonders wichtig ist, dass man sich bei Einsatz von Triptanen darüber im Klaren ist, dass die Wirkung dieser Substanzen nicht ursächlich die Migräne beeinflussen kann.

Da die Triptane nur eine begrenzte Wirkzeit haben, können bei circa 30 % der behandelten Patienten nach Abklingen der Wirkzeit erneut die Migränesymptome zum Vorschein kommen.

Dieser sogenannte Wiederkehrkopfschmerz kann mit einer erneuten Dosis erfolgreich behandelt werden.

- Dies bedeutet nicht, dass die Migräneattacke aufgeschoben wird oder zeitlich verzögert wird
- Vielmehr muss nach Abklingen der Wirkstoffmenge erneut eine Dosis verabreicht werden, um die Wirkung weiter aufrecht zu erhalten
- Es gilt die Faustregel, dass die Dosis einmal wiederholt werden kann. Für Sumatriptan oral 100 mg heißt dies, dass die maximale Tagesdosis 200 mg betragen sollte
- Es gilt für alle Triptane, dass bei mehr als einmaliger Wiederholung am Tag der Arzt aufgesucht werden sollte, um erneut ein individuell angepasstes Therapiekonzept zu erarbeiten, das zu besserer Wirksamkeit führt
- Unabhängig von der Höhe der Dosis, sollte unbedingt auch beachtet werden, dass pro Monat nicht an mehr als 10 Tagen Akutmedikation zur Behandlung der Migräneattacken verabreicht werden sollte, da sonst die Gefahr eines medikamenteninduzierten Dauerkopfschmerzes besteht

- Sumatriptan sollte, wie die anderen Triptane auch, nur bis zu einem Alter von 65 Jahren verabreicht werden, da im höheren Alter bisher keine kontrollierten, klinischen Studien durchgeführt worden sind
- Es liegen mittlerweile auch Studien für den Einsatz von Sumatriptan bei Jugendlichen zwischen dem 12. und 18. Lebensjahr vor. Diese ergaben kein erhöhtes Risiko in dieser Altersgruppe
- Bei Kindern unter der Altersgrenze von 12 Jahren sollten allerdings Triptane nicht verabreicht werden, es ligen keine Sicherheitsdaten vor

■ Sumatriptan s.c.

Eine besonders schnelle Wirksamkeit kann durch Verabreichung der Wirksubstanz Sumatriptan mit einem sogenannten Autoinjektor oder Glaxopen erzielt werden. Dabei wird durch ein kugelschreiberähnliches Gerät via Knopfdruck aus einer Patrone die Wirksubstanz durch eine feine Nadel unter die Haut gespritzt. Der besondere Vorteil dieser Anwendungsform ist, dass der Patient selbständig in der Lage ist, dies an allen Orten durchzuführen. Der Arzt verordnet dazu einen kleinen Vorratsbehälter in dem zwei Kartuschen mit dem Wirkstoff enthalten sind. Mit dem zusätzlich gelieferten Glaxopen kann der Patient aus diesem Vorratsbehälter die Kartuschen herausnehmen und per Knopfdruck unter die Haut spritzen. Nach den vorliegenden klinischen Studien kann damit innerhalb von circa 10 Minuten eine klinische Wirksamkeit erreicht werden. Nach kurzer Erklärung des Vorgehens sind Migränepatienten in aller Regel ohne Probleme in der Lage, diese Anwendungsform eigenhändig durchzuführen.

Ein besonderer Vorteil ergibt sich insbesondere für berufstätige Patienten, die aufgrund ihrer Tätigkeit eine sehr schnelle Wirkung erzielen müssen. Beispielsweise ist dies bei Lehrerinnen oder Lehrern der Fall, die am Morgen mit einer Migräneattacke aufwachen und dann ohne Probleme innerhalb von 30 Minuten diese kupieren, um anschließend dann ihren Schulunterricht programmgemäß durchführen zu können. Wichtig ist, dass Migränepatienten wissen, dass die Wirkung so schnell einsetzt und nicht mit Angst reagieren, wenn plötzlich der Schmerz sehr schnell gelindert wird. Empfindliche Patienten können auf diese Situation mit Panikattacken reagieren. Bei entsprechender Aufklärung ist dies jedoch in aller Regel kein Problem. Bei richtiger Wissensvermittlung rufen solche schnellen Wirkeintritte dann keine Angst hervor.

> Sollte nach Anwendung mit dem Glaxopen ein Wiederkehrkopfschmerz auftreten, kann dieser wahlweise mit einer erneuten subcutanen Injektion von Sumatriptan behandelt werden. Alternativ ist jedoch auch der Einsatz einer Sumatriptan-Tablette oder auch eines Antiemetikums in Kombination mit einem Schmerzmittel möglich.

Ein besonderer Vorteil der subcutanen Darreichungsform ist auch, dass bei ausgeprägtem und frühzeitigem Erbrechen der Magen-Darm-Trakt vollständig umgangen werden kann und damit auch insbesondere bei diesen schweren Begleitstörungen eine ungehinderte Wirkung des Medikamentes sich entfalten kann.

■ Sumatriptan Suppositorien

> Wird die subcutane Darreichungsform mit einem Glaxopen von dem Patienten nicht toleriert und sind die Patienten gewohnt, ihre Migräneattacken mit Zäpfchen zu behandeln, kann bei Vorliegen von Übelkeit und Erbrechen auch wahlweise Sumatriptan als Zäpfchen gegeben werden.

Die Dosis beträgt dabei 25 mg. Auch bei dieser Anwendungsform kann eine schnelle und effektive Linderung der Migräneattacken erzielt werden. Bei Wiederauftreten von Kopfschmerzen ist die erneute Anwendung möglich.

■ Sumatriptan Nasenspray

Eine besonders innovative Darreichungsform eines Migränemittels ist die Verabreichung des Wirkstoffes über ein Nasenspray. Dazu wurde ein Einmaldosis-Behälter zum Sprühen des Wirkstoffes in die Nase entwickelt. Es gibt zwei unterschiedliche Dosierungen mit 10 mg Sumatriptan und mit 20 mg Sumatriptan. Die optimale Dosis beträgt bei Erwachsenen 20 mg. Bei einigen Patienten, insbesondere mit geringem Körpergewicht, kann auch 10 mg völlig ausreichend sein. Die notwendige Dosis hängt einerseits von der Stärke der Migräneattacke und der Aufnahme von Sumatriptan in der Nase ab. Bei Wiederauftreten des Kopfschmerzes kann die Dosis erneut eingenommen werden, wobei man jedoch einen Abstand von 2 Stunden einhalten sollte.

> Sumatriptan in Form des Nasensprays führt ebenfalls zu einer sehr schnellen Linderung der Migräneattacke. Ein weiterer Vorteil ist, dass aufgrund der Umgehung des Magen-Darm-Traktes Begleitsymptome der Migräneattacke, wie Übelkeit und Erbrechen, die Aufnahme des Wirkstoffes nicht beeinflussen können. Für viele Patienten ist das Nasenspray angenehmer einzusetzen als die subcutane Anwendung von Sumatriptan mit dem Glaxopen oder das Einführen eines Zäpfchens.

Naratriptan

Bei der Entwicklung von Naratriptan (Naramig®) konzentrierte man sich darauf, einen Wirkstoff zur Verfügung zu stellen, der weniger Nebenwirkungen aufweist als Sumatriptan und gleichzeitig weniger häufig Wiederkehrkopfschmerzen beobachten lässt. Beide Ziele konnten realisiert werden.

Die Häufigkeit von Wiederkehrkopfschmerzen ist mit 19 % von allen bekannten Triptanen am niedrigsten.

> Naratriptan wird daher heute bei Migränepatienten bevorzugt eingesetzt, die besonders empfindlich für Nebenwirkungen sind. Hintergrund ist, dass Naratriptan kaum mehr Nebenwirkungen als ein sogenanntes Scheinmedikament (Placebo) erzeugt.

- Naratriptan wird in einer Dosis von 2,5 mg als Tablette verabreicht. Ist die Wirkung nicht ausreichend, können auch 5 mg Naratriptan zur Behandlung einer Attacke gegeben werden. Naratriptan in Tablettenform sollte wie auch alle anderen Triptane möglichst früh nach Auftreten des Migränekopfschmerzes eingesetzt werden
- Die klinische Wirksamkeit ist bei der Dosis von 2,5 mg etwas niedriger im Vergleich zu Sumatriptan. Durch eine entsprechende Dosiserhöhung von Naratriptan auf 5 mg kann jedoch auch bei Patienten, die auf 2,5 mg nicht ausreichende Effekte zeigen, eine gute klinische Wirksamkeit erzielt werden

- Aufgrund der guten Verträglichkeit kann Naratriptan insbesondere für Patienten empfohlen werden, die erstmalig mit einem Triptan behandelt werden
- Gleiches gilt für junge Patienten und für Patienten, die besonders empfindlich auf medikamentöse Therapieverfahren reagieren
- Ebenfalls empfiehlt sich der Einsatz bei Patienten, bei denen die Attacken mittelschwer ausgeprägt sind und Übelkeit sowie Erbrechen nur geringgradig vorhanden sind
- Aufgrund der niedrigen Wiederkehrkopfschmerzrate empfiehlt sich Naratriptan insbesondere bei Patienten, bei denen häufig Wiederkehrkopfschmerzen unter anderen Therapieverfahren auftreten

Die Nebenwirkungen sind deutlich geringer und weniger häufig als bei anderen Triptanen. Nur gelegentlich treten leichte Müdigkeit, Missempfindungen im Bereich der Haut, ein Engegefühl im Bereich der Brust und im Bereich des Halses auf. Schweregefühl in den Armen und Beinen sowie ein leichter Schwindel können ebenfalls vorhanden sein.

Zolmitriptan

Zolmitriptan (AscoTop®) ist seit 1997 als Tablette, seit 2000 als Schmelztablette jeweils zu 2,5 mg erhältlich. Im Jahre 2001 wurde zusätzlich eine Tablette zu 5 mg eingeführt. Im Jahre 2002 wurde auch ein Nasenspray zugelassen, der Wirkstoff in einer Dosierung von 5 mg wird dabei direkt über die Nasenschleimhaut aufgenommen. Bereits nach 5 Minuten befindet sich die Substanz im Blut und bereits nach 15 Minuten tritt die Wirkung ein.

Die orale Startdosis liegt bei 2,5 mg. Bei fehlender Wirksamkeit wird in der nächsten Attacke ein Therapieversuch mit 5 mg oral oder 5 mg nasal empfohlen. Die Tageshöchstdosis liegt bei 10 mg. Zolmitriptan ist in seinem Wirkprofil mit Sumatriptan oral vergleichbar. Die Schmelztablette (Orangengeschmack) bietet den Vorteil der Einnahme ohne Schlucken. Da der Wirkstoff jedoch im Magen-Darm-Trakt resorbiert wird, sollte ebenfalls ausreichend Wasser nachgetrunken werden.

Auch die Entwicklung von Zolmitriptan war vom Ziel geleitet, eine Substanz zur Verfügung zu haben, die eine noch bessere Wirksamkeit und eine noch höhere Zuverlässigkeit als frühere Substanzklassen aufweist.

Im Vergleich zu Sumatriptan ist Zolmitriptan in der Lage, die sogenannte Blut-Hirn-Schranke deutlich besser zu überschreiten. Grund dafür ist, dass die Substanz eine wesentlich kleinere Molekülgröße aufweist und auch viel leichter in fetthaltiges Gewebe aufgenommen werden kann. Gleichzeitig ist die Substanz in der Lage, sehr schnell im Magen-Darm-Trakt aufgenommen zu werden. Wirksame Blutspiegel können bereits innerhalb einer Stunde erreicht werden. Ein weiterer Vorteil ist auch, dass diese Blutspiegel über 6 Stunden anhalten und damit auch bei längeren Kopfschmerzattacken eine lang wirksame Effektivität erreicht werden kann. Es werden nicht nur die Kopfschmerzsymptome reduziert, sondern auch die Begleitstörungen, wie Übelkeit, Erbrechen, Lärm- und Lichtempfindlichkeit positiv beeinflusst.

> Die mittlere Dosis in der Anwendung liegt bei 2,5 mg. Zolmitriptan liegt derzeit als Tablette zu 2,5 und 5 mg sowie als Nasenspray zu 5 mg vor. Patienten die unter starker Übelkeit oder Erbrechen leiden, können das Nasenspray einsetzen. In klinischen Studien zeigt sich, dass bei Einsatz von Zolmitriptan in einer Dosis von 5 mg bei bis zu 80 % der Patienten die Kopfschmerzen deutlich vermindert werden können, bei circa 55 % der Attacken die Kopfschmerzen vollständig abklingen.
> Auch im Langzeiteinsatz zeigt sich eine konsistente, überdauernde, gute Wirksamkeit in der angegebenen Höhe. Bei einer milden Schmerzintensität können 78 % der Attacken erfolgreich behandelt werden, bei mittelstarker Intensität 76 % und bei sehr starker Schmerzintensität 67 %.

Aus diesen Daten folgert sich, dass bei schwereren Migräneattacken initial 5 mg gegeben werden können. Bei dieser Dosis können auch schwere Migräneattacken sehr erfolgreich behandelt werden. In neueren Studien ergeben sich auch Hinweise darauf, dass bei Verabreichung von Zolmitriptan während der Auraphase die spätere Kopfschmerzphase verhindert werden kann, und auch die Auraphase positiv beeinflusst werden kann. Von besonderem Vorteil ist, dass Patienten die auf die bisherigen medikamentösen Therapien nicht erfolgreich ansprachen, nunmehr auch durch Zolmitriptan eine effektive Migränetherapie erreichen können. In einer kontrollierten Studie bestätigte sich, dass circa 82-85 % der Patienten die bisher eine ausreichende Therapieeffektivität nicht erzielen konnten, eine deutliche Besserung durch Zolmitriptan erreichen können.

Eletriptan

Eletriptan (Relpax®) wirkt als partieller Agonist an 5-HT_{1D}- und an 5-HT_{1B}-Rezeptoren, ist relativ lipophil, wirkt schwächer kontrahierend auf Koronararterien als auf die Carotis und hemmt die Plasmaprotein-Extravasation. In Radioligand-Bindungsstudien band Eletriptan schnell, selektiv und mit einer besonders hohen Affinität an humane rekombinante 5-HT_{1B}- und 5HT_{1D}-Rezeptoren; die Affinität zu 5-HT_{1F}-Rezeptoren (Ratte) ist ebenfalls hoch. An Gefäßpräparaten vom Hund (Vena saphena und Arteria basilaris) bewirkt Eletriptan eine konzentrationsabhängige Kontraktion. Im Gegensatz zu Sumatriptan sowie Naratriptan und Zolmitriptan ist der mit Eletriptan zu erreichende Maximaleffekt signifikant niedriger als die mit Serotonin erreichbare Maximalkontraktion; Eletriptan scheint damit als partieller Agonist an 5HT_{1D}-artigen Rezeptoren zu wirken, was auf ein geringeres Potenzial vaskulärer Nebenwirkungen hindeuten könnte.

Eletriptan zeigt (gemessen am Verteilungskoeffizienten Oktanol/Wasser) den höchsten Grad an Lipophilie aller Triptane; damit sind die Voraussetzungen für eine rasche Resorption und eine Überwindung biologischer Membranen gegeben. Präklinische in vivo Studien zeigten, dass Eletriptan beim Hund den Blutfluss durch die A. carotis gleich stark wie Sumatriptan reduziert, jedoch eine signifikant schwächere Wirkung auf Koronararterien hat. Auch an der Femoralarterie reduziert zwar Sumatriptan, nicht aber Eletriptan, signifikant den Blutfluss.

In therapeutischen Konzentrationen ist die Wirkung von Eletriptan an menschlichen Gefäßpräparaten der Arteria meningea media 86fach stärker als an Abschnitten von Koronararterien. Dies zeigt, dass das Risiko von unerwünschten Wirkungen auf die Koronarien begrenzt ist. Eine Stimulation des Trigeminus-Ganglions führt zu einem Austritt von Plasmaproteinen (Plasmaprotein-Extravasation, PPE) aus postkapillären Venolen und in der Folge zu einer sterilen Entzündung der Dura mater. An der Dura mater der Ratte hemmt Eletriptan die Plasmaprotein-Extravasation gleich stark wie Sumatriptan und führt zu einer vollständigen Hemmung einer durch elektrische Stimulation des Trigeminus-Ganglions ausgelösten neurogenen Entzündung.

Eletriptan

- wirkt in den Dosierungen 20 mg, 40 mg und 80 mg signifikant besser als Placebo
- wirkt in den Dosierungen 40 mg und 80 mg schneller als Sumatriptan 100 mg
- wirkt in den Dosierungen 40 mg und 80 mg signifikant besser als Sumatriptan 100 mg
- wirkt in den Dosierungen 40 mg und 80 mg signifikant besser als Ergotamintartrat
- senkt die Recurrence-Rate signifikant

Nach gepoolten Ergebnissen aus 6 doppelblinden, randomisierten, Placebo-kontrollierten Studien (mit einer Gesamtpatientenzahl von n = 5.339) betrug die Häufigkeit von Wiederkehrkopfschmerz (erneutes Auftreten von Kopfschmerz nach anfänglichem Ansprechen nach 2 Stunden) unter Eletriptan 28 % (20 mg), 23 % (40 mg) bzw. 21 % (80 mg). Der Vergleichswert für Placebo betrug 36 %.

Falls es doch zu einer Recurrence kommt, ist die Gabe einer zweiten Eletriptan-Dosis (gleicher Stärke wie die Erstdosis) signifikant besser wirksam als die Gabe von Placebo.

Eletriptan hat keine signifikanten Effekte auf EKG- oder Laborparameter. Es ist im Allgemeinen gut verträglich. Orale Einzeldosen von 120 mg Eletriptan (dreifache Standarddosis) zeigten keine signifikanten Effekte auf EKG- oder Laborparameter. Einzeldosen von 90 mg und 120 mg Eletriptan führten nur zu geringfügigen und transienten Blutdruckerhöhungen.

Nebenwirkungen sind im Allgemeinen leicht bis mäßiggradig ausgeprägt und vorübergehend. Die Inzidenz von Nebenwirkungen war unter 20 mg Eletriptan vergleichbar mit Placebo. Mit steigender Eletriptan-Dosis stieg die Häufigkeit, nicht aber der Schweregrad von Nebenwirkungen. Am häufigsten wurden Asthenie, Schwindel, Somnolenz und Übelkeit berichtet.

> Als Besonderheit von Eletriptan ist die Verbindung aus einer raschen und starken Wirkung gegen den Migränekopfschmerz und die typischen Begleitsymptome einerseits und einer niedrigen Rate an Wiederkehrkopfschmerz andererseits hervorzuheben.
> Beides übersetzt sich in einen hohen Prozentsatz anhaltender Besserung (complete response).
> Eine weitere Besonderheit von Eletriptan stellt die lineare Dosis-Wirkungs-Beziehung dar.

Rizatriptan

Auch bei der Entwicklung von Rizatriptan (Maxalt®) standen ähnliche Überlegungen im Mittelpunkt wie bei der Entwicklung von Eletriptan. Rizatriptan wird schnell im Magen-Darm-Trakt aufgenommen und die Wirkungsspiegel sind innerhalb von einer Stunde bereits maximal aufgebaut. Auch Rizatriptan wirkt gefäßverengend im Bereich der Hirnhautgefäße ohne die Herzkranzgefäße, Lungengefäße oder andere Blutgefäße nennenswert zu beeinflussen. Rizatriptan zeigt auch eine deutlich geringere Wirkung an den Herzkranzgefäßen im Vergleich zu Sumatriptan. Rizatriptan blockiert die neurogene Entzündung im Bereich der Hirnhautgefäße im Rahmen einer Migräneattacke. Darüber hinaus kann Rizatriptan auch Nervenzentren im zentralen Nervensystem in ihrer übermäßigen Aktivität reduzieren, die die Schmerzimpulse im Rahmen der Migräneattacke vermitteln.

- Ein besonderer Vorteil von Rizatriptan ist ebenfalls die sehr schnelle Aufnahme im Magen-Darm-Trakt
- Maximale Wirkungsspiegel werden innerhalb einer Stunde erreicht
- Rizatriptan ist das schnellste orale Triptan
- Es wird bereits innerhalb von 30 Minuten eine bedeutsame Linderung der Kopfschmerzen erzielt
- Bei bis zu 77 % der Patienten kann sich innerhalb von zwei Stunden nach Einnahme von 10 mg Rizatriptan der Migränekopfschmerz bessern
- 44 % der behandelten Patienten sind nach zwei Stunden bereits komplett schmerzfrei

- Übelkeit und Erbrechen werden durch Rizatriptan bedeutsam gebessert

Ein Wiederauftreten von Kopfschmerzen nach zunächst deutlicher Besserung kann bei etwa einem Drittel der behandelten Patienten beobachtet werden. Im Vergleich zu der bisherigen Therapie auf individueller Basis geben Patienten, die mit Rizatriptan behandelt werden an, dass mit Rizatriptan eine deutlich bessere Wirkung zu erzielen ist als mit der vorherigen Behandlung.

Hinsichtlich möglicher Nebenwirkungen ergaben sich keine ernsten, unerwünschten, azneimittelbedingten Wirkungen. EKG-Veränderungen sind nicht zu beobachten. Die Häufigkeit von Brustschmerzen bei der Behandlung mit Rizatriptan 5 mg oder 10 mg entspricht der bei Behandlung mit einem Placebopräparat. Damit weist Rizatriptan ein günstiges Profil in Hinblick auf die klinische Wirkung und die Verträglichkeit auf.

Almotriptan

Almotriptan ist ebenfalls ein selektiver 5-HT$_{1B/1D}$-Rezeptoragonist, der zur Behandlung der akuten Migräneattacke entwickelt worden ist. Die Synthese des Wirkstoffes startete im Jahre 1991. Präklinische Untersuchungen wurden 1992 eingeleitet und das klinische Entwicklungsprogramm erfolgte ab 1994. Almotriptan kombiniert die besonders positiven Eigenschaften der bisher erhältlichen Triptane. Entwicklungsziel war eine Maximierung der Wirksamkeit bei optimaler Verträglichkeit, die leichte Anwendung und die zuverlässige konstante Therapieeffektivität. Die Substanz vermittelt ihre Wirksamkeit durch eine selektive hohe Affinität zu dem 5-HT$_{1B/1D}$-Rezeptoren. Der Wirkstoff konstringiert selektiv cerebrale Blutgefäße, hat jedoch nur wenig Effekt auf cardiale und pulmonale Gefäße. Blutdruck, Herzfrequenz und andere cardiovasculäre Parameter werden nicht beeinträchtigt. Die Migräneschmerzen werden aufgrund einer neurogenen Entzündung an duralen und meningealen Gefäßen verursacht. Almotriptan hemmt mit großer Potenz diese neurogenen sterilen Entzündungsmechanismen.

Almotriptan hat ein präzises, definiertes pharmakologisches Profil mit der höchsten oralen Bioverfügbarkeit aller Triptane von rund 70 %. Das pharmakokinetische Profil ist bei Männern und bei Frauen äquivalent. Die Substanz hat keine aktiven Metaboliten und wird vorwiegend renal ausgeschieden. Interaktionen zwischen Migräneprophylaktika, insbesondere Calciumantagonisten, Betablocker oder Antidepressiva bestehen nicht. Die Substanz wird nach oraler Aufnahme schnell resorbiert. Die pharmakokinetischen Parameter sind innerhalb und außerhalb einer Migräneattacke nicht unterschiedlich. Das Lebensalter der Patienten beeinflusst die pharmakokinetischen Parameter nicht. Die Resorption von Almotriptan wird durch zusätzliche Nahrungsaufnahme nicht beeinträchtigt.

In klinischen Studien zeigt sich die Substanz bereits nach 30 Minuten signifikant hinsichtlich ihrer Wirksamkeit Placebo überlegen. In einer Vergleichsstudie zu Sumatriptan 100 mg vermittelte Almotriptan 12,5 mg eine gleich gute Wirksamkeit. Jedoch war die Wiederkehrkopfschmerzrate bei Behandlung mit Almotriptan 12,5 mg signifikant niedriger als bei der Behandlung mit Sumatriptan 100 mg. Die Wiederkehrkopfschmerzrate von Almotriptan liegt in unterschiedlichen Studien zwischen 18 %-27 %. In vier doppelblinden Studien zeigte sich eine konsistente Effektivität von Almotriptan. Bei 67 % der Patienten zeigte sich in mindestens 2/3 der Attacken eine signifikante Wirksamkeit von Almotriptan. 46 % der Patienten zeigten sogar bei 3 von 3 Attacken eine bedeutsame Wirksamkeit. In einer offenen Langzeitstudie über 1 Jahr berichteten 78 % der Patienten, dass Almotriptan 12,5 mg in über 60 % der Attacken eine klinische Wirksamkeit erreichte.

Während der Langzeitanwendung fand sich keine Veränderung dieser hohen Wirksamkeitsraten. Bei Auftreten von Wiederkehrkopfschmerzen zeigt sich die Einnahme einer zweiten Dosis ebenfalls als wirksam und verträglich. Bei über 79 % der Patienten konnte eine erneute Wirksamkeit beobachtet werden. Auch die Begleitsymptome der Migräne wie Übelkeit, Erbrechen, Lärm- und Lichtüberempfindlichkeit können mit Almotriptan 12,5 mg bedeutsam behandelt werden. Die Häufigkeit von unerwünschten Ereignissen beim Einsatz von Almotriptan 12,5 mg unterschied sich nicht von der Häufigkeit unerwünschter Ereignisse bei Behandlung der Migräneattacke mit Placebo. Insbesondere fand sich eine extrem niedrige Rate von Brustsymptomen von nur 0,1 %. Müdigkeit fällt mit einer Rate von 0,7 % bei Behandlung der Migräneattacke mit Almotriptan deutlich weniger auf als bei anderen Triptanen. In den kontrollierten doppelblinden Studien wurden bei Einnahme von Almotriptan keine schweren unerwünschten Ereignisse berichtet. Insgesamt ist somit die Verträglichkeit und Sicherheit der Substanz außerordentlich hoch.

> Almotriptan (Almogran®) ist seit 2001 in Deutschland als Tablette zu 12,5 mg erhältlich. Hervorzuheben ist die hohe zuverlässige Wirksamkeit bei niedriger Wiederkehrkopfschmerzrate und sehr guter Verträglichkeit.

Frovatriptan

Frovatriptan (Allegro®) wurde Ende des Jahres 2002 als Filmtablette zu 2,5 mg eingeführt. Die empfohlene Einzeldosis liegt bei 2,5 mg Frovatriptan. Falls die Migräne nach einer initialen Besserung in Form von Wiederkehrkopfschmerzen erneut auftritt, kann eine zweite Dosis eingenommen werden, vorausgesetzt, es sind mindestens 2 Stunden nach Einnahme der ersten Dosis vergangen. Die Gesamttagesdosis sollte 5 mg Frovatriptan pro Tag nicht überschreiten.

> Frovatriptan unterscheidet sich von den anderen Triptanen durch eine Bindung an weiteren Serotoninrezeptoren. Die Substanz bindet einerseits stark wie die anderen Triptane an 5-HT$_{1B/D}$-Rezeptoren, im Gegensatz zu Sumatriptan bindet Frovatriptan auch an 5-HT$_7$-Rezeptoren. Diese Rezeptoren befinden sich insbesondere an den Blutgefäßen des Herzens. Ihre Aktivierung bedingt eine Gefäßerweiterung, d.h. die Durchblutung wird nicht reduziert.

- So fanden sich in einer Studie selbst mit einer extremen 40-fachen Überdosierung mit 100 mg Frovatriptan keine bedeutsamen Nebenwirkungen im Bereich des Herz-Kreislaufsystems bei Gesunden
- Solche Nebenwirkungen im Herz- und Kreislaufsystem könnten daher theoretisch auch bei Migränepatienten weniger wahrscheinlich auftreten, allerdings liegen dazu noch keine Langzeiterfahrungen vor
- Frovatriptan wird langsam im Magen-Darmtrakt aufgenommen. Nach 2 Stunden zeigen 38 % bzw. 37 % der Patienten, die 2,5 und 5 mg Frovatriptan erhalten hatten, eine bedeutsame Besserung der Migränekopfschmerzen

- Nach 4 Stunden beträgt die Besserungsquote 68 % und 67 %

> Frovatriptan hat eine langanhaltende Wirkung, das Medikament eignet sich daher insbesondere für langanhaltende Attacken über zwei bis drei Tage. Die Wahrscheinlichkeit für Wiederauftreten der Kopfschmerzen nach initialer Wirksamkeit ist gering.

1.6.10.15. Limitierung des Einsatzes von selektiven Serotoninagonisten

> Triptane sollten *nicht* eingesetzt werden:
> - ohne ausreichende ärztliche Voruntersuchung einschließlich Blutdruckmessung und Elektrokardiogramm sowie individueller Beratung
> - Dies gilt auch und gerade für den erstmaligen Einsatz in der Notfallsituation bei schweren Migräneattacken
> - wenn die Therapiemöglichkeiten zur Vorbeugung und Akutbehandlung von Migräneattacken nicht systematisch individuell ausprobiert wurden
> - wenn ein medikamenteninduzierter Dauerkopfschmerz besteht
> - wenn Gegenanzeigen bestehen

Neue epidemiologische Untersuchungen zeigen, dass rund 74 %, d.h. 54 Millionen Menschen in Deutschland über anfallsweise auftretende oder chronische Kopfschmerzen klagen. Bei ca. 10 % der Bevölkerung verursachen chronische Kopfschmerzen einen so erheblichen Leidensdruck, dass die Betroffenen regelmäßige ärztliche Hilfe benötigen. 2,4 Millionen Deutsche leiden an täglichen Kopfschmerzen. In der internationalen Krankheitsklassifikation werden über 200 verschiedene Kopfschmerzerkrankungen unterschieden, die spezifisch behandelt werden können. Durch wissenschaftliche Studien ist belegt, dass Kopfschmerzkrankheiten neben dem individuellen Leid extreme Kosten für das Gesundheitswesen und die Gesellschaft verursachen. Diese Kosten werden insbesondere durch die direkten Kosten der medizinischen Versorgung und durch die indirekten Kosten aufgrund des Arbeitszeitausfalles und der frühzeitigen Berentung bedingt. In der Europäischen Union werden diese durch Kopfschmerzkrankheiten bedingten Kosten auf 20 Milliarden Euro pro Jahr errechnet. Allein durch Migräne gehen pro Jahr 270 Arbeitstage je 1.000 Arbeitnehmer und durch den Kopfschmerz vom Spannungstyp pro Jahr 820 Arbeitstage je 1.000 Arbeitnehmer verloren. Bis es im Chronifizierungsprozess von Kopfschmerzerkrankungen zu einem Rentenantrag oder Berufsunfähigkeit kommt, vergehen viele Jahre mit reduzierter Arbeitsplatzproduktivität, Behinderung, Leid und Schmerz. Die privaten Versicherungen in Deutschland haben aus diesen Chronifizierungsprozessen schon früh Konsequenzen gezogen und schließen für Patienten, die in ihrem Versicherungsantrag Migräne als Vorerkrankung angeben, keine private Berufsunfähigkeitsversicherung aufgrund des hohen Risikos einer vorzeitigen Berufsunfähigkeit ab. Aus der versicherungsmedizinischen Sicht der privaten Krankenversicherung gehören Kopfschmerzerkrankungen zu den schwerwiegenden Erkrankungen. Nach aktuellen Analysen von Krankenkassen werden in Deutschland 60 Millionen Packungen pro Jahr an Schmerz- und Migränemittel verordnet. Die Kosten für die gesetzlichen Krankenkassen beliefen sich auf 370 Millionen Euro. Einschließlich Selbstmedikation wurden ca. 200 Millionen Packungen an Schmerzmitteln mit einer geschätzten Gesamtsumme von 1 Milliarde Euro verkauft. Diese Menge reicht aus, um bis zu 5 Millionen Deutsche ein ganzes Jahr lang mit einer täglichen Dauerversorgung an Schmerzmitteln auszustatten. Es wird geschätzt, dass von den rund 30.000 Dialysepatienten ca. 20 Prozent wegen eines zu hohen Schmerzmittelkonsums dialysepflichtig wurden. Allein diese Nebenwirkung von Schmerzbehandlungen belastet die gesetzlichen Krankenkassen jährlich mit rund 300 Millionen Euro.

1.6.11. Sozioökonomischer Stellenwert

Die hohen Kosten von neurologischen Schmerzkrankheiten führen dazu, dass nach der Altersdemenz und dem Schlaganfall die Kopfschmerzkrankheiten zu den drei Erkrankungen mit den größten sozioökonomischen Auswirkungen gehören. Andere häufige Erkrankungen, wie etwa Epilepsie, Multiple Sklerose oder M. Parkinson treten hinsichtlich ihrer sozioökonomischen Bedeutung weit in den Hintergrund (☞ Tab. 1.7).

Diagnose	Anzahl Betroffene	Kosten (Euro)
Demenz	3,5 Mio	90 Mrd.
Schlaganfall	3,0 Mio	30 Mrd.
Kopfschmerzerkrankungen	18 Mio	20 Mrd.
Epilepsie	2,0 Mio	5 Mrd.
Multiple Sklerose	0,5 Mio	3 Mrd.
Morbus Parkinson	0,8 Mio	1 Mrd.

Tab. 1.7: Kosten neurologischer Erkrankungen in der Europäischen Gemeinschaft.

An chronischen Kopf- und Rückenschmerzen stirbt man in der Regel nicht. Aber gerade dies macht die Erkrankungen besonders heimtückisch und teuer: Die Schmerzen beginnen in den frühen Lebensabschnitten, sie treten über Jahre und Jahrzehnte auf, Leid und Kosten fallen kontinuierlich an.

Für den Betroffenen bedeutet das kontinuierliche Ausgaben in Form von direkten Kosten, Verlust von Arbeitstagen, Reduktion der Produktivität, Bedrohung oder Verlust der sozialen und beruflichen Perspektive, berufliche Wettbewerbsnachteile, Einschränkung der familiären Funktionen und permanentes Leid. Für die Gesellschaft fallen kontinuierlich ambulante und stationäre Behandlungskosten, Medikamentenkosten, Leistungsreduktion, Arbeitsunfähigkeit, Kosten für Komplikationen einer inadäquaten Therapie und vorzeitige Berentungskosten an. In einer Reihe von aktuellen internationalen Studien wurden z.B. die direkten und indirekten Kosten der Migräne ausführlich untersucht. Geht man von einer auf Studien begründeten Einjahres-Migräneprävalenz von 11 % und einer Inspruchnahme von Gesundheitsdiensten von 30 % der Betroffenen aus, ergeben sich allein für die Diagnose Migräne in Deutschland direkte Kosten in Höhe von rund 2 Milliarden Euro. Die indirekten Kosten errechnen sich nach vorsichtigen Schätzungen auf ca. 4 Milliarden Euro.

Um unnötiges Leid zu lindern und Kosten zu senken, ist eine effektive Behandlung erforderlich. Trotzdem liegt der Pro-Kopf-Einsatz von Triptanen in Deutschland deutlich hinter dem europäischen Durchschnitt zurück - trotz ähnlicher Migräneprävalenz in der Bevölkerung der verschiedenen Länder (☞ Abb. 1.23).

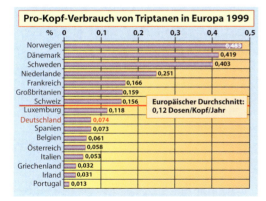

Abb. 1.23: Mittlerer jährlicher pro Kopf Verbrauch von Triptan-Einzeldosen im europäischen Vergleich.

1.6.12. Maßnahmen bei Notfallkonsultation oder Klinikaufnahme

Hat die Migräneattacke bereits seit einiger Zeit ihr Plateau erreicht oder handelt es sich um eine besonders schwere Migräneattacke, führt die Selbsthilfe des Patienten gewöhnlich nicht zum Erfolg.

> Bei Konsultation eines Arztes oder bei Aufnahme in einer Klinik empfiehlt sich, dass in dieser Situation
> - 10 mg Metoclopramid intravenös und zusätzlich
> - 1.000 mg Lysinacetylsalicylat langsam (ca. 3 Minuten) intravenös
> injiziert werden.

Durch diese Maßnahme können Migräneattacken in aller Regel erfolgreich kupiert werden. Bei Unverträglichkeit von Lysinacetylsalicylat kann ersatzweise auch 1 mg Dihydroergotamin intramuskulär appliziert werden. Es muss dabei jedoch ausgeschlossen werden, dass innerhalb von 24 Stunden zuvor Sumatriptan verabreicht wurde. Die Gabe von 1 mg Dihydroergotamin i.m. ist auch zusätzlich zur intravenösen Gabe von 1000 mg Lysinacetylsalicylat möglich.

> Eine weitere Optionen für die intravenöse Anwendung ist
> - Metamizol (Novalgin®) in einer Dosierung von 1.000 mg

Unter Beachtung der Kontraindikationen kann auch 6 mg Sumatriptan subcutan appliziert werden, dieses kann jedoch prinzipiell auch durch den Patienten mit einem Autoinjektor eigenständig durchgeführt werden. Sollte Sumatriptan schon durch den Patienten ohne Erfolg eingesetzt worden sein, empfiehlt sich eine zweite Applikation bei dieser Attacke nicht mehr, da eine Wirksamkeitserhöhung durch die Wiederholung nicht zu erwarten ist.

> Keinesfalls sollten Serotoninagonisten "ex juvantibus" bei unklarer Diagnose zur Kopfschmerztherapie eingesetzt werden!

Da viele Patienten vor der Arztkonsultation auch schon Ergotalkaloide eingenommen haben und dies eine Kontraindikation für Sumatriptan ist, muss vor der Applikation von Sumatriptan dies sorgfältig ausgeschlossen werden. Auch verbietet sich die Sumatriptaneinnahme, wenn eine sichere Prüfung der Kontraindikationen in der akuten Attackensituation durch die attackenbedingte Behinderung des Patienten nicht möglich ist.

> Aus all diesen Gründen empfiehlt sich als Therapie der ersten Wahl bei Konsultation eines Arztes oder bei Aufnahme in einer Klinik die Gabe von 10 mg Metoclopramid und 1.000 mg Lysinacetylsalicylat, da kardiovaskuläre Risiken und Wechselwirkungen mit anderen Migräneakutmedikamenten nicht zu erwarten sind. Man kann die beiden Substanzen in einer Spritze gemeinsam aufziehen. Die i.v.-Injektion erfolgt langsam innerhalb von 3 Minuten. Nicht eingesetzt werden darf Lysinacetylsalicylat bei einer möglichen hämorrhagischen Diathese sowie Magen- und Darm-Ulzera.

1.6.13. Behandlung des Status migraenosus

Dauert die Kopfschmerzphase im Rahmen einer Migräneattacke trotz Behandlung länger als 72 Stunden, wird diese als Status migraenosus bezeichnet. Bevor der Arzt konsultiert wird, sind mindestens 3 Tage mit ausgeprägter Übelkeit, Erbrechen und sehr starker Kopfschmerzintensität durchlebt worden. Die medikamentöse Selbsthilfe, meist mit einer bunten Mischung verschiedenster Substanzen und Kombinationspräparate, erbrachte keinen Erfolg.

> Bei einem Status migraenosus sollte zunächst initial eine intravenöse Applikation von
> - 1.000 mg Lysinacetylsalicylat in Kombination mit
> - 10 mg Metoclopramid
>
> erfolgen.

Anschließend wird eine pharmakologisch gestützte Sedierung eingeleitet.

> Hierzu kann
> - Levomepromazin 3 x 25 mg per os
>
> oder
> - Diazepam 3 x 10 mg per os
>
> über 2 Tage mit allmählicher Dosisreduzierung nach Remission des Status verabreicht werden.

Als letzter Schritt kann die zusätzliche Gabe von antiödematösen und diuseförderndern Pharmaka die Besserung des Status migraenosus beschleunigen.

> Dazu kann die Applikation von
> - Dexamethason i.v.
>   - initial 24 mg
>   - mit nachfolgenden Einzeldosen von 6 mg in sechsstündigem Abstand
>   - für 3 bis 4 Tage
>
> oder aber alternativ die wiederholte intramuskuläre Applikation von jeweils
> - 10 mg Furosemid
>
> erfolgen.

Nach der Remission des Status migraenosus ist eine besonders grundlegende Analyse der Migräneanamnese und der bisherigen Behandlung erforderlich. Gewöhnlich zeigen sich dabei eine nicht optimale Migräneprophylaxe und ein inadäquater Gebrauch von Medikamenten zur Kupierung von Migräneattacken. Die Einleitung einer stationären Medikamentenpause und zeitversetzt einer medikamentösen Prophylaxe der Kopfschmerzerkrankungen ist zumeist notwendig. Eine eingehende Beratung und auch die Ausschöpfung nichtmedikamentöser Therapieverfahren besitzen darüber hinaus zentralen Stellenwert.

1.6.14. Typische Fehler und Probleme in der Migräne-Kupierung

Folgende Fehler in der Therapie der Migräne können zu einem mangelnden Therapieerfolg führen:

> Der schwerwiegendste Fehler ist die Nichtberücksichtigung der Hauptregel der medikamentösen Migränetherapie: Migräne oder Schmerzmittel zur Kupierung der Migräneattacke sollten maximal an 10 von 30 Tagen eingenommen werden, d.h. an 20 Tagen pro Monat muss eine Einnahmepause bestehen. Die Dosierung der Einnahme an den 10 "erlaubten" Tagen und die zeitliche Reihung, zusammenhängend oder verstreut, spielt dabei keine bedeutsame Rolle.

- *Falsche Indikationsstellung*: Medikamente zur Kupierung der Migräneattacke sind nicht notwendigerweise bei anderen Kopfschmerzerkrankungen wirksam. So können z.B. Triptane nicht den Kopfschmerz vom Spannungstyp oder sekundäre Kopfschmerzen bessern

- *Mangelnde Aufklärung über mögliche Auslösesituationen*: Die Patienten sollten über die Ätiopathogenese der Migräne informiert werden. Sie sollten insbesondere durch Selbstbeobachtung Informationen über Auslösemechanismen sammeln. Auslösesituationen sollten vermieden werden

- *Mangelnde therapiebegleitende Selbstbeobachtung*: Die Patienten sollten einen Migränekalender führen, in dem die Attackenphänomenologie, der Medikamentenverbrauch und Begleitereignisse dokumentiert werden. Die Behandlung kann aufgrund dieser Informationen optimal angepasst werden. Häufig reduziert das alleinige Führen eines Migränekalenders schon die Migränehäufigkeit

- *Mangelnde Korrektur unrealistischer Ziele*: Mit heutigen Methoden ist die Migräne nicht heilbar. Ein "Wundermedikament" oder "Wundermethoden", die alle Migräneprobleme lösen, sind bisher nicht bekannt. Der Patient muss selbst Verantwortung für seine Erkrankung übernehmen und die Behandlung nicht allein dem Arzt überlassen. Dazu gehört auch, den Alltag bewusst so zu gestalten, dass die Auftretenswahrscheinlichkeit der Migräne möglichst reduziert wird

- *Nicht ausgeschöpfte Möglichkeiten der Migräneprophylaxe*: Die Migräneprophylaxe dient der Reduktion von Medikamenten zur Attackenkupierung. Werden diese Möglichkeiten nicht ausgeschöpft, wird die Gefahr eines medikamenteninduzierten Dauerkopfschmerzes und anderer Nebenwirkungen erhöht
- *Mangelnde Reizabschirmung*: Patienten sollten sich in eine reizabgeschirmte Situation bringen, und Entspannung sollte herbeigeführt werden. Bei Nichtbeachtung ist ein erhöhter Medikamentenbedarf die Folge. Zusätzlich kann sich der Wirkeffekt der Medikamente nicht voll entfalten
- *Zu späte Einnahme der Medikamente*: Werden die Medikamente zu spät appliziert, können sie ihre Wirksamkeit nicht mehr entfalten
- *Falsche Darreichungsform*: Die Gabe von Acetylsalicylsäure in Tablettenform führt zu einer unsicheren Resorption, insbesondere, wenn die Tabletten nicht mit ausreichend Flüssigkeit (mindestens 250 ml) eingenommen werden. Deshalb ist die Applikation als Brauselösung unbedingt vorzuziehen. Ist die Migräne von Erbrechen begleitet, können oral verabreichte Substanzen nur unzureichend resorbiert werden
- *Unterdosierung*: Die Einnahme von 500 mg Paracetamol oder 500 mg Acetylsalicylsäure reichen zur Kupierung von Migräneattacken in der Regel nicht aus
- *Akute Überdosierung*: Die übermäßige Einnahme von z.B. Ergotamin kann selbst zu Erbrechen und Übelkeit führen
- *Chronische Überdosierung*: Die Dauerapplikation von Medikamenten zur Migränekupierung kann einen medikamenteninduzierten Dauerkopfschmerz herbeiführen
- *Gabe von Kombinationspräparaten oder polypragmatische Einnahme von mehreren Medikamenten*: Die kombinierte Einnahme von verschiedenen Substanzen kann die Gefahr eines medikamenteninduzierten Dauerkopfschmerzes potenzieren
- *Nichtaufklärung über den Einnahmemodus*: Die Patienten müssen auf die initiale Gabe von Metoclopramid und die erst spätere Einnahme von Analgetika hingewiesen werden. Bei Gebrauch eines Ergotamin-Dosieraerosols muss eine eingehende Gebrauchsanweisung erfolgen
- *Nichtaufklärung über Nebenwirkungen*: Attackenkupierungsmittel können bei unsachgemäßer Einnahme einen Dauerkopfschmerz induzieren
- *Einnahme von Sumatriptan s.c. während der Auraphase*: Dadurch kann die entstehende Kopfschmerzphase der Migräneattacke nicht verhindert werden
- *Keine weitere Therapie bei Wiederkehrkopfschmerzen*: Je wirksamer ein Medikament in der Migränekupierung ist, umso größer ist die Wahrscheinlichkeit für die Entstehung eines Wiederkehrkopfschmerzes. Bei Sumatriptantherapie beträgt diese Wahrscheinlichkeit ca. 30 %. Die Patienten müssen auf diese häufige Situation hingewiesen werden und Verhaltensmaßnahmen für diese Situation genannt bekommen
- *Nichtwirksame Medikamente*: Immer noch werden bei der Migräne nicht ausreichend wirksame Substanzen appliziert. Dies gilt insbesondere für Gabe von Opioiden und anderen psychotropen Substanzen

1.7. Prophylaxe der Migräne

1.7.1. Indikationen

Übergeordnetes Ziel der verhaltensmedizinischen Vorbeugung ist es, durch Ausschalten oder Reduzieren von Triggerfaktoren der Migräne deren Häufigkeit zu senken. Das Erlernen und das regelmäßige Anwenden von Entspannungsverfahren wie der progressiven Muskelrelaxation nach Jacobson gehört hier ebenso dazu, wie die Anwendung von verhaltensmedizinischen Verfahren der Stressbewältigung. Von hoher Priorität ist auch eine Rhythmisierung des Tagesablaufes. Dies betrifft die regelmäßige Nahrungszufuhr zur Stabilisierung des Blutzuckerspiegels ebenso wie ein fester Tag/Nacht-Rhythmus - an Wochentagen wie am Wochenende.

Trotz der Fortschritte in der Migräneakuttherapie besteht weiterhin die Notwendigkeit zur medikamentösen Prophylaxe. Zum einen gibt es auch weiterhin Patienten, die vom Fortschritt der Triptane nicht profitieren können, weil bei Ihnen entweder Kontraindikationen für die Einnahme vorliegen (z.B. eine koronare Herzkrankheit oder eine Basilarismigräne) oder weil sie zu der Minderheit von

Patienten gehören, bei denen Triptane nicht wirksam oder nicht verträglich sind. Zum anderen, und dies ist ein entscheidendes Argument für die Migräneprophylaxe, besteht auch bei Einsatz von Triptanen das Risiko der Entstehung von medikamenteninduzierten Kopfschmerzen.

> Als wichtigste Grundregel in der Migräneakuttherapie gilt, dass die Einnahme von Kopfschmerzakutmedikation (Triptane wie Analgetika) maximal an zehn Tagen pro Monat erfolgen sollte, in anderen Worten: an 20 Tagen pro Monat sollte keine Migräneakutmedikation verwendet werden. Bestehen Migränebeschwerden an einem 11., 12. oder 13. Tag im Monat, muss der Patient diese Beschwerden ohne Akutmedikation durchstehen, will er nicht das Risiko der Entstehung von medikamenteninduzierten Kopfschmerzen eingehen.

Folglich liegt das primäre Ziel der medikamentösen Migräneprophylaxe heute in der Reduktion der Tage, an denen Migränebeschwerden auftreten, um damit die Häufigkeit der Einnahme von - im Gegensatz zu früher meist wirksamer - Akutmedikation zu senken. Übergeordnetes Ziel ist das Verhindern der Entstehung von medikamenteninduzierten Kopfschmerzen. Damit ist für die Indikationsstellung zur Migräneprophylaxe weniger die Häufigkeit der Migräneattacken entscheidend als vielmehr die Zahl von Migränetagen im Monat. Die althergebrachte Regel, eine Prophylaxe bei mindestens 3 Migräneattacken im Monat zu empfehlen, sollte daher aufgegeben werden.

Statt dessen ist eine Häufigkeit von mehr als sieben Migränetagen im Monat primäre Indikation für die medikamentöse Prophylaxe.

Andere, sekundäre Indikationen sind das regelmäßige Auftreten eines Status migränosus sowie von Migräneattacken, die zwar an weniger als 7 Tagen im Monat bestehen, jedoch entweder einer Akuttherapie nicht zugänglich sind oder mit ausgeprägten, subjektiv sehr belastenden Auren einhergehen. Der Extremfall wäre die Sekundärprophylaxe eines migränösen Hirninfarktes (☞ Tab. 1.8).

Insgesamt ist im Vergleich zu Zeiten vor der Triptaneinführung der Leidensdruck der Betroffenen deutlich geringer und auch die Bereitschaft reduziert, Nebenwirkungen oder nur mäßige Erfolge einer medikamentösen Migräneprophylaxe hinzunehmen. Damit erhöht sich die Notwendigkeit, wirksame und gleichzeitig verträgliche Migräneprophylaktika auszuwählen.

1.7.2. Allgemeine Regeln

Eine medikamentöse Migräneprophylaxe ist notwendigerweise eine Dauertherapie über mehrere Monate. Aus Sicht des Migränepatienten ist eine solche Dauertherapie nur akzeptabel bei subjektiv guter Wirksamkeit bei gleichzeitig subjektiv guter Verträglichkeit. Darüber hinaus ist eine Unbedenklichkeit im Langzeiteinsatz Grundvoraussetzung. Hieraus leiten sich allgemeine Regeln für die medikamentöse Migräneprophylaxe ab. Häufig gemachte Fehler sind in Tabelle 1.9 aufgelistet.

1.7.2.1. Behandlungsziel "Effektivität"

Die medikamentöse Migräneprophylaxe ist ein spezifisches Verfahren zur Behandlung der Migrä-

Indikation		Ziel
Primär	Mehr als 7 Migränetage pro Monat	Reduktion der Migränetage pro Monat um 50 %
Sekundär	Regelmäßiges Auftreten eines Status migränosus	Verkürzung der einzelnen Attacken auf unter 72 Stunden
	Unzureichende Behandlungsmöglichkeiten für die akute Migräneattacke	Abschwächung der einzelnen Attacke, damit sie einer Akuttherapie zugänglich wird
	Regelmäßiges Auftreten von sehr belastenden Auren (Basilarismigräne, prolongierte Auren, Familiäre hemiplegische Migräne)	Reduktion der Migräneattackenzahl und damit auch der Auren
	Einmaliger migränöser Hirninfarkt	Sekundärprophylaxe eines migränösen Hirninfarktes

Tab. 1.8: Indikationen und Ziele der medikamentösen Migräneprophylaxe.

1.7. Prophylaxe der Migräne

Verfehltes Behandlungsziel	Fehler
Effektivität	• Vorliegen eines medikamenteninduzierten Kopfschmerzes, nicht einer Migräne • zu niedrige Dosis • zu kurze Einnahmedauer • Behandlungsbeginn mit Migräneprophylaktika der 3. Wahl oder ineffektiven Substanzen • Erwecken falscher Erwartung über die erreichbare Wirkung beim Patienten • Verzicht auf den Einsatz von Kopfschmerzkalendern vor und während der Migräneprophylaxe
Verträglichkeit	• fehlende Aufklärung über Nebenwirkungen im Vorfeld • zu rasche Aufdosierung nach starrem Konzept • Missachtung der Bedeutung möglicher Nebenwirkungen im individuellen Fall
Unbedenklichkeit bei Langzeiteinnahme	• Ignorieren von Kontraindikationen oder Anwendungsbeschränkungen • Einsatz von potentiell organschädigenden Substanzen als Prophylaktikum • Einsatz von Substanzen, die medikamenteninduzierte Dauerkopfschmerzen hervorrufen können

Tab. 1.9: Häufige Fehler bei der medikamentöse Migräneprophylaxe.

ne - nicht von häufigen Kopfschmerzen generell. Insbesondere medikamenteninduzierte Kopfschmerzen bleiben praktisch unbeeinflusst. Hier ist die Medikamentenpause (drug holiday) Therapie der ersten Wahl. Anschließend ist das Einhalten einer Obergrenze von maximal 10 Tagen im Monat, an denen Medikamente zur Akuttherapie von Kopfschmerzen eingenommen werden, essentiell und eine medikamentöse Migräneprophylaxe meist unumgänglich. Abgesehen von wenigen Ausnahmen sind die eingesetzten Substanzen jedoch auch bei Vorliegen eines chronischen Kopfschmerzes vom Spannungstyp oder eines Clusterkopfschmerzes ineffektiv. Eine medikamentöse Migräneprophylaxe hat damit nur bei tatsächlichem Vorliegen einer Migräne eine Erfolgsaussicht.

Neben der Auswahl der Substanz hängt die Effektivität einer medikamentösen Migräneprophylaxe entscheidend von der eingesetzten Dosis ab. Eine Unterdosierung ist der häufigste Grund für das Scheitern einer Prophylaxe. Medikamenten der 1. Wahl (☞ unten) ist der Vorrang zu geben, da hier die angestrebten, meist höheren Dosierungen am ehesten erreicht und auch beibehalten werden.

Der Wirkeintritt von Migräneprophylaktika ist deutlich verzögert. Meist verstreichen 2 bis 8 Wochen, bis es zu einer merklichen Abnahme der Migränehäufigkeit kommt. So kann z.B. bei Einsatz von Topiramat nach ca. 4 Wochen die Wirkung eingeschätzt werden. Die Beurteilung der Effektivität einer Substanz sollte daher erst nach 4 bis 8 Wochen erfolgen.

Es gibt praktisch keine Untersuchungen darüber, wie lange eine Migräneprophylaxe fortgeführt werden sollte.

> Eine kurze Einnahme über wenige Wochen führt jedoch in der Regel zu keiner anhaltenden Wirkung. Empfohlen werden Zeiträume von 6 bis 9 Monaten.

Eine Migräneprophylaxe führt in der Regel zu keiner kompletten Migränefreiheit; lediglich die Pausen zwischen den Attacken werden länger. Hierüber muss der Patient aufgeklärt sein, damit er nicht bei Auftreten der nächsten Migräneattacke nach Beginn einer Prophylaxe diese aufgrund mangelnder Wirksamkeit abbricht. Vor Behandlungsbeginn sollte ein realistisches Behandlungsziel mit dem Patienten besprochen werden. Am besten lässt sich das Erreichen eines solchen Behandlungszieles (z.B. eine Abnahme der Migränetage im Monat um 50 %) überprüfen, wenn vor Beginn der Prophylaxe bereits über einen Zeitraum von mindestens 4 Wochen die spontane Migränehäufigkeit dokumentiert wurde und diese Dokumentation während der gesamten Behandlung weitergeführt wird.

1.7.2.2. Behandlungsziel "Verträglichkeit"

Während bei einigen Migräneprophylaktika die Zieldosis sofort eingesetzt werden kann, ist bei den meisten Substanzen eine vorsichtige und langsame Aufdosierung erforderlich, um Nebenwirkungen zu minimieren. Die Geschwindigkeit der Aufdosierung sollte dabei individuell angepasst erfolgen. Starre Schemata führen erfahrungsgemäß zu schlechterer Compliance seitens der Betroffenen. Für Betarezeptorenblocker, trizyklische Antidepressiva oder auch Valproinsäure sollten mehrere Wochen für die Aufdosierung vorgesehen werden.

Patienten sollten über die zu erwartenden Nebenwirkungen im Vorfeld der Einnahme aufgeklärt sein, auch um die Dosierung eventuell anpassen zu können. Unangenehme Überraschungen werden selten toleriert.

Über Kontraindikationen und Anwendungsbeschränkungen hinaus muss das Nebenwirkungsprofil der einzelnen Substanzen bei der Wahl der Prophylaxe individuell berücksichtigt werden. Dies betrifft nicht nur die häufige Frage des Einsatzes von Betarezeptorenblockern bei Patienten mit arterieller Hypotension, sondern auch z.B. den Einsatz appetitsteigernder Substanzen (Flunarizin, Valproinsäure, trizyklische Antidepressiva) bei bestehender Adipositas.

Ist die Indikation Migräne im Beipackzettel nicht aufgeführt, sollten die Patienten im Vorfeld auf diese Tatsache hingewiesen werden. Aufklärung ist jedoch auch sinnvoll, wenn Patienten mit Substanzen behandelt werden sollen, die zwar für die Migränebehandlung zugelassen sind, deren primäres Anwendungsgebiet jedoch ein ganz anderes ist (z.B. Antihypertensiva, Antikonvulsiva). Damit können Irritationen seitens der Patienten vermieden werden.

1.7.2.3. Behandlungsziel "Unbedenklichkeit bei Langzeiteinnahme"

Wie bereits erwähnt, sind Kontraindikationen und Anwendungsbeschränkungen beim Einsatz von Migräneprophylaktika unbedingt zu beachten. Darüberhinaus kommen in der Migräneprophylaxe jedoch auch Substanzen zum Einsatz, die trotz Einhaltens aller Anwendungsvorschriften potentiell bleibende Gesundheitsschäden hervorrufen können. Da es sich bei der Migräne um eine Erkrankung handelt, die mit der seltenen Ausnahme des migränösen Infarktes selbst zu keiner Organschädigung führt, ist eine solche Komplikation durch eine medikamentöse Behandlung letztlich nicht akzeptabel. Methysergid kann zu irreversiblen Fibrosierungen führen, Valproinsäure kann eine hepatotoxische und teratogene Wirkung aufweisen. Der Einsatz dieser Substanzen muss daher trotz guter Wirksamkeit wohl überlegt sein und sollte als Ultima ratio aufgefasst werden.

Substanzen, deren Dauereinnahme zur Entstehung von medikamenteninduzierten Dauerkopfschmerzen führen kann, sind grundsätzlich nicht für eine Migräneprophylaxe geeignet. Hierzu zählen nichtsteroidale Antiphlogistika ebenso wie Ergotalkaloide - auch wenn bei deren Einsatz vorübergehend die Migränehäufigkeit zunächst abnehmen kann. Bei diesen Substanzklassen besteht zusätzlich noch das Risiko der Entstehung einer Analgetikanephropathie bzw. eines Ergotismus.

1.7.3. Auswahl der Migräneprophylaktika

Die Therapieempfehlungen für die Behandlung der akuten Migräneattacke unterscheiden sich international nur wenig. Kontrollierte Studien zur Überprüfung der Wirksamkeit und Verträglichkeit von Akuttherapeutika sind verhältnismäßig einfach durchzuführen, und die Ergebnisse sind problemlos von Land zu Land übertragbar. Entscheidend für die Uniformität der Empfehlungen ist jedoch auch, dass in der Akuttherapie unbestritten hochwirksame Substanzen zur Verfügung stehen. Damit können eindeutige "harte" Effektivitätsparameter wie z.B. Schmerzfreiheit innerhalb von 2 Stunden zum Wirksamkeitsvergleich in Studien gewählt werden.

> Bisher steht keine Substanz zur Verfügung, die das Auftreten von Migräneattacken komplett verhindern kann. Am Beispiel von Topiramat seien folgende Responderraten genannt: bei 6 % der Patienten Reduktion ≥ 95-100 %, dosisabhängig bei 17 bis 24 % Reduktion um 75-94 %.

1.7. Prophylaxe der Migräne

	Deutsche Migräne- und Kopfschmerz-gesellschaft + Deutsche Gesellschaft für Neurologie	Quality Standards Subcommittee der American Academy of Neurology (Auszüge)
I. Wahl	Auswahlkriterium nicht definiert. Für aufgeführte Substanzen der I. Wahl ist die positive Aussage zur Wirksamkeit entsprechend den Kriterien der evidence based medicine gut belegt.	*Durch Studien belegt*: Nachgewiesene hohe Wirksamkeit und gute Verträglichkeit.
	• Metoprolol • Propranolol • Bisoprolol • Flunarizin • Topiramat • Valproinat	• Amitriptylin • Valproinsäure • Propranolol • Timolol • Fluoxetin (Racemat) • Gabapentin
II. Wahl	Auswahlkriterium nicht definiert. Für aufgeführte Substanzen der II. Wahl ist die Wirksamkeit entsprechend den Kriterien der evidence based medicine zum Teil nicht sicher belegt.	*Durch Studien belegt*: Geringere Wirksamkeit und gute Verträglichkeit.
	• Amitriptylin • Gabapentin • Naproxen • Pestwurz • Acetylsalicylsäure • Magnesium • Mutterkraut (*Tanacetum parthenium*)	• Atenolol • Metoprolol • Nadolol • Nimodipin/Verapamil • Acetylsalicylsäure • Naproxen + andere NSAR • Magnesium • Vitamin B2 • Mutterkraut (*Tanacetum parthenium*)
III. Wahl		*Subjektiver Eindruck, nicht durch Studien ausreichend belegt*: Wirksam und gut verträglich.
		• Doxepin/Imipramin/Nortriptylin • Paroxetin/Sertralin/Venlafaxin/Fluvoxamin • Ibuprofen • Diltiazem • Tiagabin • Topiramat
IV. Wahl		*Durch Studien belegt*: Nachgewiesene hohe Wirksamkeit aber häufige oder schwere Nebenwirkungen, Sicherheitsbedenken.
		• Methysergid

Tab. 1.10: Substanzen zur medikamentösen Migräneprophylaxe. Vergleich von Therapieempfehlungen in Deutschland und USA.

Die Wirksamkeitsparameter tragen dieser Tatsache Rechnung. Der gebräuchlichste Parameter ist nicht - wie naheliegend - das Erreichen von Attackenfreiheit, sondern lediglich eine Attackenreduktion um mindestens 50 %. Auch dieser Zielwert wird bei den effektivsten Substanzen im optimalen Fall bei ca. 60 % der Studienteilnehmer erreicht. Kontrollierte Studien in der Migräneprophylaxe sind notwendigerweise komplex. Sie sind zwangsläufig Langzeitstudien und sowohl für den Patienten, der kontinuierlich Tagebuch führen muss, als auch für den Untersucher aufwendig.

Eine besondere Herausforderung stellt der wissenschaftlich unumgängliche Einsatz von Placebos dar. In einer placebokontrollierten Akutstudie kann der Patient bei fehlender Wirksamkeit nach kurzer Zeit auf ein Ersatzmedikament ausweichen. Die mögliche Einnahme eines Placebos wird daher von den Patienten meist toleriert, zumal sich die Studie in der überwiegenden Zahl der Fälle nur auf eine bis maximal drei Migräneattacken erstreckt. Die Teilnahme an einer placebokontrollierten Prophylaxestudie hingegen bedeutet für einen Teil der Patienten die Einnahme eines Placebos über Monate ohne Möglichkeit einer vorbeugenden Ausweichmedikation. Hierzu sind Patienten nur bedingt bereit. In placebokontrollierten Studien mit potentiell nebenwirkungsträchtigen aber auch potentiell effektiven Substanzen finden sich überproportional viele Patienten mit überdurchschnittlich häufigen, schweren und langen Attacken. Herkömmliche Prophylaktika waren im Vorfeld bereits nicht ausreichend wirksam - kurz, es handelt sich um die sogenannten Problempatienten in spezialisierten Kopfschmerzbehandlungszentren.

Ein Ranking der verschiedenen Migräneprophylaktika ist gezwungenerweise in einem beträchtlichen Maße subjektiv, womit die Unterschiede auch in offiziellen Therapieempfehlungen zu erklären sind. In Tabelle 1.10 sind exemplarisch die Therapieempfehlungen der Deutschen Migräne- und Kopfschmerzgesellschaft und der Deutschen Gesellschaft für Neurologie aus dem Jahre 2005 und des Quality Standards Subcommittee der American Academy of Neurology aus dem Jahre 2000 aufgeführt.

Bei der Vorstellung der Substanzen im Detail finden sich am ärztlichen Alltag ausgerichtete Erläuterungen, das am praktischen Alltag orientiert ist. Die Auswahl der Prophylaktika orientiert sich im Einzelfall heute nicht mehr an einem hierarchischem Stufenschema sondern vielmehr an der Le-

Begleitmerkmale	Bevorzugte Auswahl
Migräne + Bluthochdruck	• Betarezeptorenblocker • Lisinopril
Migräne + Herzinsuffizienz	• Lisinopril
Migräne + Stress	• Betarezeptorenblocker • Trizyklische Antidepressiva
Migräne + Depression	• Trizyklische Antidepressiva
Migräne + Schlaflosigkeit	• Trizyklische Antidepressiva
Migräne + Kopfschmerz vom Spannungstyp	• Trizyklische Antidepressiva
Migräne + Untergewicht	• Trizyklische Antidepressiva • Pizotifen • Flunarizin
Migräne + Übergewicht	• Topiramat • Lisinopril
Migräne + Epilepsie	• Topiramat • Valproinsäure
Migräne + Überempfindlichkeit für Nebenwirkungen	• Extr. *Rad. Petasitis spissum* (Pestwurz) • Cyclandelat • Magnesium
Migräne + Schlaganfall	• Acetylsalicylsäure
Migräne + Wadenkrämpfe	• Magnesium
Migräne + Obstipation	• Magnesium
Migräne + kraniozervikale Dystonie	• Botulinum-Toxin A

Tab. 1.11: Bevorzugte Medikamentenauswahl in der Migräneprophylaxe in Abhängigkeit von der individuellen Patientensituation.

benssituation der Patienten, einer eventuell vorhandenen Komorbidität und am individuellen Migränephänotyp (☞ Tab. 1.11 und 1.12). In den Tabellen 1.13 bis 1.17 sind Wirksamkeit und Verträglichkeit der einzelnen Prophylaktika differenziert. Die Bewertung erfolgt dabei von sehr gut (= 1) bis mangelhaft (= 5). Zusätzlich werden weitere Substanzen vorgestellt, die gegenwärtig im Blickpunkt wissenschaftlichen Interesses stehen, bei denen jedoch eine abschließende Bewertung noch aussteht.

Begleitmerkmale	Vermeiden
Migräne + Epilepsie	• Trizyklische Antidepressiva
Migräne + Depression	• Betarezeptorenblocker • Flunarizin
Migräne + hohes Alter/ Herzerkrankungen	• Trizyklische Antidepressiva
Migräne + Übergewicht	• Trizyklische Antidepressiva • Pizotifen • Flunarizin
Migräne + Asthma	• Betarezeptorenblocker
Migräne + Leistungssport	• Betarezeptorenblocker
Migräne + Psoriasis	• Betarezeptorenblocker
Migräne + hohe Konzentration und Denkleistung	• Trizyklische Antidepressiva • Betarezeptorenblocker
Migräne + Lebererkrankung	• Valproinsäure

Tab. 1.12: Zu vermeidende Medikamentenauswahl in der Migräneprophylaxe in Abhängigkeit von der individuellen Patientensituation.

1.7.3.1. Betarezeptorenblocker

In placebokontrollierten Studien konnte eine migräneprophylaktische Wirksamkeit für Propranolol, Metoprolol, Timolol, Nadolol und Atenolol nachgewiesen werden. In Deutschland hat sich weitestgehend der Einsatz von Metoprolol und Propranolol etabliert.

Der Wirkmechanismus der Betarezeptorenblocker ist nicht bekannt. Wirksam sind sowohl nichtselektive β-Rezeptorenblocker (z.B. Propranolol) als auch selektive β1-Rezeptorenblocker (z.B. Metoprolol).

Anscheinend nicht effektiv sind aber Betarezeptorenblocker mit intrinsischer sympathikomimetischer Aktivität (z.B. Pindolol, Acebutolol, Alprenolol). Die Bluthirnschrankengängigkeit, hauptsächlich durch die Lipophilität definiert, spielt hingegen eine untergeordnete Rolle. So überwindet das im Vergleich zu anderen Betarezeptorenblockern hydrophilere Atenolol die Bluthirnschranke nur schlecht und ist trotzdem migräneprophylaktisch wirksam. Ein Effektivitätsunterschied zwischen verschiedenen Betarezeptorenblockern konnte in den durchgeführten Studien nicht festgestellt werden.

Die erforderlichen Dosierungen, um eine im Vergleich zu Placebo signifikant bessere Wirkung zu erzielen, sind relativ hoch. Während sich Metoprolol bei einer täglichen Erhaltungsdosis von 200 mg durchgehend Placebo überlegen zeigte, war das Ergebnis bei 100 mg noch uneinheitlich. Für Propranolol beginnt vergleichbar die wirksame Dosis bei 80 mg, wohingegen der zuverlässige Wirkbereich bei 160 mg bis 240 mg liegt.

Für die Praxis bedeutet dies, dass zunächst eine tägliche Dosis von 100 mg Metoprolol bzw. 80 mg Propranolol angestrebt werden sollte. Bei fehlender Wirksamkeit und guter Verträglichkeit sollte dann eine Aufdosierung auf 200 mg für Metoprolol bzw. 160 mg bei Propranolol erfolgen. Erst wenn bei diesen Dosierungen keine Attackenreduktion zu erreichen ist, muss die jeweilige Substanz im individuellen Fall als nicht wirksam angesehen werden.

Der Rang der Betarezeptorenblocker in der Migräneprophylaxe beruht nicht nur auf ihrer Wirksamkeit, sondern auch auf ihrer relativ guten Verträglichkeit in der Langzeiteinnahme.

■ **Kontraindikationen**

Die wichtigsten Kontraindikationen sind Asthma bronchiale, Herzinsuffizienz, ausgeprägte Hypotonie, Bradykardie unter 50 Schläge/Minute, AV-Block II. oder III. Grades, Sinusknotenerkrankungen und fortgeschrittene periphere Durchblutungsstörungen. Zu Anwendungsbeschränkungen zählen Diabetes mit schwankenden Blutzuckerwerten, Psoriasis in der Eigen- oder Familienanamnese und schwere Leberinsuffizienz.

Werden diese Anwendungsbeschränkungen beachtet, ist die Verträglichkeit bei Migränepatienten auch bei der angestrebten Zieldosierung meist gut. Am häufigsten wird über zentralnervöse Störungen (Müdigkeit, Schwindel, Schlafstörungen mit Alpträumen, seltener auch depressive Verstimmungen), Kältegefühl in den Gliedmaßen, Bradykardie und unerwünschte Blutdrucksenkung geklagt, während Potenzstörungen eher selten sind. Für die Verträglichkeit entscheidend ist eine langsame Aufdosierung über mehrere Wochen hinweg, z.B. wöchentliche Steigerung um 50 mg bei Metoprolol bzw. um 40 mg bei Propranolol. Die Einnahme kann auf ein oder zwei Tagesdosen verteilt werden. Bei Schlafstörungen empfiehlt sich eher eine morgendliche Einmalgabe eines retardierten Präparates, bei orthostatischen Problemen hingegen eine abendliche Einmalgabe. Die Betarezeptorenblocker Metoprolol und Propranolol sind in Deutschland zur Migräneprophylaxe zugelassen.

1.7.3.2. Kalziumantagonisten

Die Kalziumantagonisten Nimodipin und Verapamil werden in den Therapieempfehlungen der American Academy of Neurology als Substanzen der 2. Wahl aufgeführt, während sie in der Therapieempfehlung der DMKG und der DGN nicht aufgeführt werden. Für beide Substanzen existiert kein ausreichender wissenschaftlicher Effektivitätsnachweis. In den wenigen veröffentlichten kontrollierten Studien waren die Fallzahlen gering, die Ergebnisse uneinheitlich. Wenn überhaupt, ist die Wirkung nur gering ausgeprägt.

> Im Gegensatz hierzu ist die Effektivität des Kalziumantagonisten Flunarizin in der Migräneprophylaxe gut belegt.

Der Wirkmechanismus ist unklar, da Flunarizin verschiedenste Neurotransmitter beeinflusst. Zusätzlich zum Effekt an Kalziumrezeptoren ist auch eine antagonistische Wirkung u.a. an Dopamin-, Histamin$_1$- und Serotoninrezeptoren bekannt.

In Vergleichsstudien mit Propranolol zeigte Flunarizin eine vergleichbare Wirkung. Die wirksamen Dosierungen lagen bei 5 und 10 mg. Eine langsame Aufdosierung ist im allgemeinen nicht erforderlich. Flunarizin wird in den Empfehlungen der American Academy of Neurology nicht aufgeführt, da die Substanz in den USA nicht erhältlich ist. In Deutschland wurde Flunarizin aufgrund der guten Wirksamkeit als Substanz der 1. Wahl eingestuft.

Im Hinblick auf das ungünstige Nebenwirkungsprofil wird Flunarizin jedoch in der Praxis weit seltener eingesetzt als z.B. Betarezeptorenblocker. Es gilt als Ausweichsubstanz bei Vorliegen von Kontraindikationen gegen oder schlechter Verträglichkeit von Betarezeptorenblockern bzw. bei deren Ineffektivität. Kontraindikationen für den Einsatz von Flunarizin sind das Vorliegen eines Morbus Parkinson, in der Vorgeschichte aufgetretene Störungen des extrapyramidalen Systems, die akute Phase eines zerebralen Insults sowie anamnestisch bekannte depressive Syndrome. Die typischen Nebenwirkungen sind Benommenheit, Müdigkeit sowie eine deutliche Gewichtszunahme mit oder ohne erhöhtem Appetit. Seltener aber schwerwiegend sind bei Langzeitanwendung depressive Verstimmungen, insbesondere bei Frauen mit Depression in der Vorgeschichte, und extrapyramidalmotorische Symptome, wie Bradykinesie, Rigidität, Tremor, orofaziale Dyskinesie, Akinesie und Akathisie.

> Cyclandelat, ein weiterer Kalziumantagonist, wird in Deutschland deutlich häufiger als Flunarizin eingesetzt. Den häufigen Einsatz und die Einstufung als Substanz der 2. Wahl in Deutschland verdankt Cyclandelat der sehr guten Verträglichkeit.

In neueren kontrollierten Studien mit größeren Fallzahlen zeigte sich Cyclandelat gegenüber Pla-

1.7. Prophylaxe der Migräne

		Betarezeptorenblocker	
Metoprolol	• Einstufung: I. Wahl • Effektivität: 1 • Verträglichkeit: 3	Erhaltungsdosis: 100–200 mg	• *Kontraindikationen*: Asthma bronchiale, Herzinsuffizienz, ausgeprägte Hypotonie, Bradykardie < 50/min, AV-Block II°/III°, Sick-Sinus-Syndrom, periphere Durchblutungsstörung • *Anwendungsbeschränkungen*: Diabetes, Psoriasis in der (Familien-)Anamnese, Leberinsuffizienz	• *Nebenwirkungen*: Müdigkeit, Schwindel, Schlafstörungen mit Alpträumen, Kältegefühl in den Gliedmaßen, Bradykardie, unerwünschte Blutdrucksenkung, seltener Potenzstörungen, selten depressive Verstimmungen
Propranolol	• Einstufung: I. Wahl • Effektivität: 1 • Verträglichkeit: 3	Erhaltungsdosis: 80–240 mg		
		Kalziumantagonisten	
Flunarizin	• Einstufung: II. Wahl • Effektivität: 1 • Verträglichkeit: 4	Erhaltungsdosis: 5–10 mg	• *Kontraindikationen*: Morbus Parkinson, Störungen des extrapyramidalen Systems in der Anamnese, depressive Syndrome in der Anamnese	• *Nebenwirkungen*: Häufig Müdigkeit und Benommenheit, häufig ausgeprägte Gewichtszunahme. Seltener depressive Verstimmung, seltener extrapyramidalmotorische Symptome, wie Bradykinesie, Rigidität, Akinesie, Tremor, orofazialer Dyskinesie und Akathisie
Cyclandelat	• Einstufung: II. Wahl • Effektivität: 4 • Verträglichkeit: 1	Erhaltungsdosis: 1.200–1.600 mg	• *Kontraindikationen*: akute Phase eines zerebralen Insults	• *Nebenwirkungen*: sehr selten Exantheme oder Kribbelparästhesien
Einstufung	Die Einstufung in Substanzen der I., II. oder III. Wahl erfolgte entsprechend der Verträglichkeit und Effektivität unter Berücksichtigung der Studienlage und der eigenen praktischen Erfahrung			
Verträglichkeit	1 = sehr gut; 2 = gut; 3 = befriedigend; 4 = ausreichend; 5 = mangelhaft. Einteilung nach Studienlage und praktischer Erfahrung.			
Effektivität	1 = sehr gut; 2 = gut; 3 = befriedigend; 4 = ausreichend; 5 = mangelhaft. Einteilung nach Studienlage und praktischer Erfahrung.			

Tab. 1.13: Migräneprophylaktika für die klinische Praxis: Betarezeptorenblocker und Kalziumantagonisten.

cebo nicht signifikant überlegen. In älteren Untersuchungen, bei denen Flunarizin bzw. Propranolol zum Vergleich herangezogen wurden, fanden sich jedoch signifikant positive Effekte, die der Wirkung der Vergleichssubstanz entsprachen. Empirisch bewährt hat sich die Kombination mit Magnesium. Beides sind relativ milde Prophylaktika mit einer sehr guten Verträglichkeit. Sind Prophylaktika mit höherer Effektivität nicht verträglich oder kontraindiziert, bietet sich ein Versuch mit dieser Kombination an.

> Die empfohlenen täglichen Erhaltungsdosen für Cyclandelat liegen bei 1.200 bis 1.600 mg, wobei nach der Studienlage der höheren Dosierung - auf zwei Tagesdosen verteilt - der Vorzug zu geben ist. Eine schrittweise Aufdosierung ist nicht erforderlich.

■ Kontraindikation

Einzige Kontraindikation ist die akute Phase eines apoplektischen Insults. Das Vorliegen eines Glaukoms und Blutungsneigung gelten als Anwendungsbeschränkungen. Wenn überhaupt, treten Nebenwirkungen lediglich in Form von Exanthemen oder Kribbelparästhesien in den Extremitäten auf. Die Kalziumantagonisten Flunarizin und Cyclandelat sind in Deutschland zur Migräneprophylaxe zugelassen.

1.7.3.3. Antidepressiva

Ein augenscheinlicher Unterschied zwischen den Therapieempfehlungen der American Academy of Neurology und der DMKG liegt in der Bewertung der migräneprophylaktischen Wirkung von Antidepressiva. Die deutschen Empfehlungen führen das trizyklische Antidepressivum Amitriptylin als wenig wirksam auf und empfehlen die Anwendung lediglich bei gleichzeitigem Vorliegen eines Spannungskopfschmerzes. Eine Zuordnung in Substanzklassen der 1. oder 2. Wahl erfolgt nicht. Selektive Serotoninwiederaufnahmehemmer werden als definitiv unwirksam eingeordnet.

> Die American Academy of Neurology hingegen stuft Amitriptylin und Fluoxetin als Medikamente der 1. Wahl und andere trizyklische Antidepressiva (Doxepin, Nortriptylin, Imipramin) und einige selektive Serotoninwiederaufnahmehemmer (Fluvoxamin, Mirtazapin, Paroxetin, Sertralin, Venlafaxin) als Medikamente der 3. Wahl ein.

Ein Überblick über die zur Verfügung stehende Studienlage zeigt, dass von allen aufgeführten Antidepressiva für Amitriptylin ausreichend placebokontrollierte Studien vorliegen, die einen Wirkungsnachweis erbrachten. In einem Fall wurde neben dem Placeboarm auch Propranolol als Vergleichssubstanz untersucht. Amitriptylin und Propranolol waren dabei äquipotent und signifikant Placebo überlegen. Eine Korrelation zwischen der antidepressiven Wirkung und der migräneprophylaktischen Wirkung bestand in den Studien - sofern untersucht - nicht. Die Studien sind dabei durchgängig älteren Datums. Der Einsatz anderer trizyklischer Antidepressiva erfolgt einzig aufgrund empirischer Erfahrungen. Die Beurteilung der Effektivität von selektiven Serotoninwiederaufnahmehemmern durch die American Academy of Neurology basiert nach deren eigenen Angaben auf subjektiven Eindrücken, nicht auf randomisierten klinischen Studien, wobei die Wirkung insgesamt als nur schwach eingeschätzt wird.

> Die empirisch gewonnenen Erfahrungen und die Studienlage belegen derzeit aus der Gruppe der Antidepressiva lediglich für Amitriptylin eine migräneprophylaktische Wirkung. Die erforderliche Zieldosis liegt bei 50 bis 75 mg pro Tag. Die Aufdosierung sollte langsam in wöchentlichen Schritten von 10 bis 25 mg erfolgen. Amitriptylin ist insbesondere indiziert bei gleichzeitigem Vorliegen von Migräne und einem chronischen Kopfschmerz vom Spannungstyp, einer Depression oder von Schlafstörungen. Es sollte jedoch auch bei einer hochfrequenten oder chronischen Migräne mit mehr als 15 Kopfschmerztagen pro Monat in Erwägung gezogen werden, wenn eine Alternative zur Betarezeptorenblockerprophylaxe gesucht wird.

■ Kontraindikationen

Kontraindikationen für den Einsatz von Amitriptylin sind ein Engwinkelglaukom, akutes Harnverhalten, Pylorusstenose, paralytischer Ileus, Vergrößerung der Prostata mit Restharnbildung, schwere Überleitungsstörungen (Schenkelblock, AV-Block III. Grades). Zu den Anwendungsbeschränkungen zählen ein vorgeschädigtes Herz, schwere Leberfunktionsstörungen, erhöhte zerebrale Krampfbereitschaft, Vergrößerung der Prostata ohne Restharnbildung, schwere Nierenschäden, Störungen der Blutbildung und Leukopenie in der Anamnese.

Zu den häufigen Nebenwirkungen zählen Sedierung, Mundtrockenheit, Obstipation, Tachykardie und Gewichtszunahme. Seltener sind Schwindel, Muskeltremor, Akkommodationsstörungen, Leberfunktionsstörungen, Erregungsleitungsstörungen, orthostatische Regulationsstörungen, Glaukomauslösung, Miktionsstörungen oder sexuelle Störungen.

Amitriptylin ist in Deutschland nicht zur Migränebehandlung zugelassen, jedoch zur langfristigen Schmerzbehandlung im Rahmen eines therapeutischen Gesamtkonzeptes. Patienten sollten hierüber vor Therapiebeginn informiert werden, um Irritationen zu vermeiden.

1.7.3.4. Serotoninrezeptorantagonisten

> Die 5-HT$_2$-Antagonisten Methysergid, Lisurid und Pizotifen zählen zu den älteren Migräneprophylaktika. Aktuelle Studien liegen kaum vor, so dass deren Anwendbarkeit immer weniger bekannt wird.

Die prophylaktische Wirksamkeit von Methysergid ist in Studien gut belegt. Vergleichsstudien mit Flunarizin und Propranolol zeigten eine ähnliche Effektivität. Der Einsatz ist heute jedoch auf wenige Spezialfälle beschränkt. Hierfür ist zum einen die geringere Verträglichkeit verantwortlich. Häufige Nebenwirkungen sind Übelkeit, Benommenheit, Schwindel, Konzentrationsstörungen, periphere Ödeme und Gewichtszunahme. Hauptproblem ist jedoch bei der Langzeitbehandlung die Gefahr der Entstehung von Retroperitoneal-, Perivascular-, Herz- und Lungenfibrosen. Das Risiko für diese schwerwiegenden Komplikationen liegt bei ca. 1:5.000 behandelten Patienten. Die Zieldosis liegt bei 3 bis 6 mg täglich verteilt auf 3 Einzeldosen. Die Aufdosierung erfolgt langsam in Schritten zu je 1 mg alle 3 Tage.

> In Abständen von 3 bis 4 Monaten muss Methysergid ausgeschlichen und die Einnahme für mindestens 4 Wochen unterbrochen werden, um das Risiko für Fibrosierungen zu minimieren. Die gleichzeitige Einnahme von Triptanen oder Ergotalkaloiden zur Akuttherapie der Migräne und von Methysergid zur Prophylaxe ist zu vermeiden, um Durchblutungsstörungen vorzubeugen.

Im Gegensatz zu Methysergid werden Lisurid und Pizotifen in Deutschland als Substanzen der 2. Wahl zur Migräneprophylaxe eingeordnet. Placebokontrollierte Studien und Vergleichsstudien mit Methysergid belegen die Effektivität von Pizotifen. Vergleiche mit Betarezeptorenblockern liegen nicht vor. Der Einsatz wird in der Praxis gelegentlich jedoch durch Müdigkeit und häufig vor allem Appetitsteigerung eingeschränkt. Ansonsten ist Pizotifen sehr gut verträglich. Die Substanz ist auch zugelassen zur Behandlung von Appetitmangel bei untergewichtigen Kindern und Jugendlichen. Anwendungsbeschränkungen sind ein Engwinkelglaukom und akuter Harnverhalt. Die Zieldosis liegt bei 3 x 0,5 mg pro Tag. Die Aufdosierung erfolgt schrittweise um 0,5 mg alle 3 Tage.

> Lisurid ist sowohl ein 5-HT$_2$-Antagonist als auch ein Dopamin-D$_2$-Rezeptoragonist. Die Wirksamkeit dieser Substanz zur Migräneprophylaxe ist nur unzureichend durch Studien belegt.

Häufige Nebenwirkungen umfassen Übelkeit und Schwindel. Bei höheren Dosierungen sind Alpträume, Halluzinationen, paranoide Reaktionen und Verwirrtheitszustände beschrieben. Ähnlich wie bei Methysergid können Fibrosierungen auftreten. Die Einnahme sollte nach spätestens 12 Monaten unterbrochen werden.

■ Kontraindikation

Kontraindikation dieses Ergotaminderivates sind schwere arterielle Durchblutungsstörungen sowohl in der Peripherie als auch in den Koronararterien. Die Aufdosierung bis zur Zieldosis von 3 x

		Antidepressiva	
Amitriptylin	• Einstufung: II. Wahl • Effektivität: 2 • Verträglichkeit: 4	Erhaltungsdosis: 50–75 mg	• *Kontraindikationen*: Engwinkelglaukom, akutes Harnverhalten, Pylorusstenose, paralytischer Ileus, Vergrößerung der Prostata mit Restharnbildung, schwere Überleitungsstörungen (Schenkelblock, AV-Block 3. Grades) • *Anwendungsbeschränkungen*: vorgeschädigtes Herz, schwere Leberfunktionsstörungen, erhöhte zerebrale Krampfbereitschaft, Vergrößerung der Prostata ohne Restharnbildung, schwere Nierenschäden, Störungen der Blutbildung, Leukopenie in der Anamnese	• *Nebenwirkungen*: Häufig sind Sedierung, Mundtrockenheit, Obstipation, Tachykardie, Gewichtszunahme. Seltener sind Schwindel, orthostatische Regulationsstörungen, Akkommodationsstörungen, Leberfunktionsstörungen, Erregungsleitungsstörungen, Muskeltremor, Glaukomauslösung, Miktionsstörungen, sexuelle Störungen
		Serotoninrezeptorantagonisten	
Pizotifen (in Deutschland nicht mehr erhältlich)	• Einstufung: III. Wahl • Effektivität: 3 • Verträglichkeit: 4	Erhaltungsdosis: 3 x 0,5 mg	• *Kontraindikationen*: Engwinkelglaukom, akuter Harnverhalt	• *Nebenwirkungen*: Müdigkeit, Appetitsteigerung mit deutlicher Gewichtszunahme
Einstufung	Die Einstufung in Substanzen der I., II. oder III. Wahl erfolgte entsprechend der Verträglichkeit und Effektivität unter Berücksichtigung der Studienlage und der eigenen praktischen Erfahrung.			
Verträglichkeit	1 = sehr gut; 2 = gut; 3 = befriedigend; 4 = ausreichend; 5 = mangelhaft. Einteilung nach Studienlage und praktischer Erfahrung.			
Effektivität	1 = sehr gut; 2 = gut; 3 = befriedigend; 4 = ausreichend; 5 = mangelhaft. Einteilung nach Studienlage und praktischer Erfahrung.			

Tab. 1.14: Migräneprophylaktika für die klinische Praxis: Antidepressiva und Serotoninrezeptorantagonisten.

0,025 mg erfolgt in Schritten zu je 0,025 mg alle 3 Tage. Der Einsatz von Lisurid zur Migräneprophylaxe ist heute nicht mehr indiziert. Methysergid, Lisurid und Pizotifen sind in Deutschland zur Migränebehandlung zugelassen.

1.7.3.5. Valproinsäure

In den letzten Jahren wurde die Valproinsäure zunehmend als effektives Migräneprophylaktikum erkannt. Die sehr gute Wirkung, die der der Betarezeptorenblocker entspricht, wurde in kontrollierten Studien mehrfach zweifelsfrei nachgewiesen. Valproinsäure wird von der American Academy of Neurology bereits neben Propranolol als Substanz der 1. Wahl eingestuft. Effektiv sind häufig schon Dosierungen von 500-600 mg, die einschleichend erreicht werden.

> Der Einsatz von Valproinsäure muss sehr überlegt erfolgen, da potentiell schwerwiegende und lebensbedrohende Nebenwirkungen auftreten können. Während schwere Hautreaktionen (Stevens-Johnson-Syndrom und Lyell-Syndrom) nur in Einzelfällen beschrieben worden sind, sind dosisunabhängig und besonders bei Kindern und Jugendlichen schwerwiegende bis tödlich verlaufende Leberfunktionsstörungen mit einer sehr geringen, aber konstanten Häufigkeit aufgetreten.

Daher sollte in jedem Einzelfall vor Einsatz der Valproinsäure in der Migränebehandlung die Indikation genau überprüft werden, insbesondere auch vor dem Hintergrund der fehlenden Zulassung für diese Indikation in Deutschland. Daher ist die Valproinsäure trotz guter Wirksamkeit derzeit nur als Reservesubstanz anzusehen.

■ **Kontraindikationen**

Kontraindikationen für den Einsatz von Valproinsäure umfassen Schwangerschaft, Lebererkrankungen in der Anamnese, manifeste schwerwiegende Leber- und Pankreasfunktionsstörungen, Leberfunktionsstörungen mit tödlichem Ausgang während einer Valproinsäure-Therapie bei Geschwistern und Porphyrien. Anwendungsbeschränkungen sind Blutgerinnungsstörungen, Knochenmarksschädigungen, Niereninsuffizienz, Hypoproteinämie, metabolische Erkrankungen (angeborene Enzymopathien), systemischer Lupus erythematodes, gleichzeitige Anwendung von Acetylsalicylsäure mit Valproinsäure (besonders bei Säuglingen und Kleinkindern).

Die Liste der möglichen Nebenwirkungen ist lang und umfasst zusätzlich zu den bereits angeführten Beschwerden u.a. passageren Haarausfall, Parästhesien, Tremor, Schläfrigkeit, erhöhter Appetit bzw. Appetitlosigkeit, Gewichtszu- oder -abnahme, Übelkeit, Magenschmerzen und Blutbildveränderungen (z.B. Leukopenie, Thrombopenie).

1.7.3.6. Gabapentin

> Gabapentin wurde von der American Academy of Neurology bereits in der Gruppe der Migräneprophylaktika der 1. Wahl eingeordnet.

In einer kontrollierten Studie aus dem Jahr 2001 kam es gegenüber Placebo bei einer Dosis von 2.400 mg zu einer signifikanten Abnahme der Migräneattackenzahl und der Zahl der Migränetage pro Monat. Nur 13,3 % der Patienten beendeten die Studie aufgrund von Nebenwirkungen vorzeitig, meist aufgrund von Müdigkeit oder Schwindel. Zur definitiven Festlegung des Stellenwertes von Gabapentin sind jedoch noch weitere kontrollierte (Dosisfindungs-)Studien und insbesondere auch Vergleichsstudien mit anderen Prophylaktika erforderlich.

■ **Kontraindikation**

Eine akute Pankreatitis gilt als Kontraindikation für den Einsatz, Anwendungsbeschränkungen sind das Vorliegen einer Galactosämie und einer Niereninsuffizienz. Die Liste der möglichen Nebenwirkungen ist zwar lang, doch ist Gabapentin aus der Behandlung von Epilepsien und der Schmerztherapie her generell als relativ gut verträglich bekannt.

Valproinsäure und Gabapentin sind in Deutschland zur Migränebehandlung nicht zugelassen.

	Antikonvulsiva		
Valproat	• Einstufung: I. Wahl • Effektivität: 1 • Verträglichkeit/Unbedenklichkeit: 4	Erhaltungsdosis: 500–600 mg	• *Kontraindikationen:* Schwangerschaft, Lebererkrankungen in der Anamnese, manifeste schwerwiegende Leber- und Pankreasfunktionsstörungen, Leberfunktionsstörungen mit tödlichem Ausgang während einer Valproinsäure-Therapie bei Geschwistern, Porphyrien • *Anwendungsbeschränkungen:* Blutgerinnungsstörungen, Knochenmarksschädigungen, Niereninsuffizienz, Hypoproteinämie, Metabolische Erkrankungen (Enzymopathien), systemischer Lupus erythematodes, gleichzeitige Anwendung von Acetylsalicylsäure mit Valproinsäure (besonders bei Säuglingen und Kleinkindern)	• *Nebenwirkungen* (u.a.): passagerer Haarausfall, Parästhesien, Tremor, Schläfrigkeit, erhöhter Appetit bzw. Appetitlosigkeit, Gewichtszu- oder -abnahme, Übelkeit, Magenschmerzen, Blutbildveränderungen (z.B. Leukopenie, Thrombopenie), sehr selten schwere Hautreaktionen (Stevens-Johnson-Syndrom und Lyell-Syndrom), sehr selten schwerwiegende bis tödlich verlaufende Leberfunktionsstörungen
Topiramat	• Einstufung: I. Wahl • Effektivität: 1 • Verträglichkeit/Unbedenklichkeit: 3	Die Eindosierung sollte in der ersten Woche mit 25 mg Topiramat/Tag abends beginnen. Anschließend sollte die Dosis jede Woche um 25 mg Topiramat/Tag gesteigert werden. Bei Bedarf können längere Intervalle zwischen den Dosissteigerungen gewählt werden. Die übliche Dosis liegt bei 50–100 mg Topiramat/Tag. Einige Patienten können von niedrigeren Dosen profitieren.	• *Kontraindikationen:* Schwangerschaft, Stillzeit, Anwendung bei Kindern • *Anwendungsbeschränkungen:* Veranlagung zu Nierensteinbildung, Hyperkalziurie, eingeschränkte Nierenfunktion, eingeschränkte Leberfunktion, Metabolische Azidose	• *Nebenwirkungen* (u.a.): Müdigkeit, Schwindel, Sprach-/Sprechstör., Nystagmus, Parästhesien, Ängstlichkeit, Übelkeit, Gewichtsverlust, Gedächtnisstörungen, Depression, Konzentrationsstörungen, Sehstör., Appetitlosigkeit
Einstufung	Die Einstufung in Substanzen der I., II. oder III. Wahl erfolgte entsprechend der Verträglichkeit und Effektivität unter Berücksichtigung der Studienlage *und* der eigenen praktischen Erfahrung.		
Verträglichkeit	1 = sehr gut; 2 = gut; 3 = befriedigend; 4 = ausreichend; 5 = mangelhaft. Einteilung nach Studienlage und praktischer Erfahrung.		
Effektivität	1 = sehr gut; 2 = gut; 3 = befriedigend; 4 = ausreichend; 5 = mangelhaft. Einteilung nach Studienlage und praktischer Erfahrung.		

Tab. 1.15: Migräneprophylaktika für die klinische Praxis: Antikonvulsiva.

1.7.3.7. Topiramat

> Aktuelle Daten liegen zur prophylaktischen Wirksamkeit von Topiramat (Topamax® Migräne) in der Prophylaxe der Migräne vor. Dieses Medikament ist besonders auch für Patienten geeignet, die an hochfrequenter Migräne leiden. Als Besonderheit ist zu nennen, dass unter Topiramat keine Gewichtszunahme zu verzeichnen ist, sondern im Gegenteil sogar eine Gewichtsabnahme. Topiramat ist als Topamax®-Migräne in Deutschland für die Migränevorbeugung zugelassen.

In einer im Jahre 2004 publizierten Studie nahmen 469 Patienten mit durchschnittlich fünf Attacken an einer 26-wöchigen randomisierten, doppelblinden vierarmigen Studie mit Placebo, 50 mg, 100 mg und 200 mg pro Tag teil. Hauptzielparameter war die Reduktion der Migränetage pro Monat.

> Bei Anwendung von 100 mg langsam auftitriert über 8 Wochen reduzierte sich die Anzahl von 5,4 auf 3,3 Migränetage pro Monat (-39 %), bei Einnahme von 200 mg von 5,6 auf 3,3 Migränetage pro Monat (-41 %). In der Placebogruppe fand sich dagegen nur eine Reduktion von 5,6 auf 4,6 Migränetage pro Monat. Eine Attackenreduktion von 50 % oder mehr fand sich in der 100 mg Gruppe bei 54 % und in der 200 mg Gruppe bei 52 % der Patienten. Die optimale Dosierung ist somit 100 mg.

Die Besonderheit der Behandlung ist die damit verbundene Gewichtsreduktion. Während bei den meisten anderen Prophylaktika zum Teil sehr große, unerwünschte Gewichtszunahmen den Einsatz limitieren, findet sich bei Anwendung von Topiramat eine dosisabhängige mittlere Gewichtsreduktion von ca. 3,2 % bei 100 mg/Tag.

Mit mittlerweile drei Zulassungsstudien für Topiramat zur Migräneprävention sind nun umfangreiche Daten des größten klinischen Studienprogramms zur Migränevorbeugung verfügbar. Insgesamt waren mehr als 1.500 Patienten in diese Studien eingeschlossen. Die Studienteilnehmer wurden in vier Arme randomisiert und erhielten nach einer achtwöchigen Titrationsphase entweder Placebo oder Topiramat in einer Dosis von 50 mg, 100 mg oder 200 mg täglich für 18 Wochen.

Primärer Endpunkt war die Reduktion der Häufigkeit der Migräneattacken.

Die zusammengefasste Auswertung der Studiendaten zeigt, dass Topiramat die durchschnittliche Häufigkeit von Migräneattacken im Vergleich zu Placebo signifikant reduziert. Dabei war die Reduktion bereits ein Monat nach Therapiebeginn signifikant. Die beste Wirkung wurde mit den beiden höheren Dosierungen von Topiramat (100 mg/d und 200 mg/d) erzielt, wobei kaum ein Unterschied zwischen den Dosierungen zu beobachten war. Daher wird Topiramat in einer Dosierung von 50-100 mg/d für die klinische Praxis empfohlen.

Ein weiterer klinischer Endpunkt dieser Studien waren die Responderraten. In der Gruppe, die 100 mg/d Topiramat erhalten hatte, erreichten 46,3 % der Patienten eine zumindest 50 %ige Reduktion der Anfallshäufigkeit. Bei 19 % betrug die Reduktion zwischen 75 % und 95 %, und bei 6 % kam es zu einer Verringerung der Anfallshäufigkeit zwischen 95 und 100 %. Topiramat wurde in den Zulassungsstudien generell gut vertragen. Häufigste Nebenwirkungen waren Parästhesien, Gewichtsverlust, Appetitlosigkeit und Übelkeit. Die Nebenwirkungen traten in den meisten Fällen im ersten Monat der Behandlung auf und wurden im weiteren Verlauf geringer oder verschwanden gänzlich.

Im Anschluss an die Doppelblind-Phase bestand die Möglichkeit, an einer 8-monatigen Open-Label-Extensionsstudie teilzunehmen. Von den ursprünglich 970 randomisierten Patienten setzten 567 die Studie fort, wobei die Topiramat-Dosis individuell bestimmt wurde. Die Zieldosis lag bei Topiramat 100 mg/d, die Maximaldosis bei 200 mg/d. Es zeigte sich, dass Topiramat auch über diesen verlängerten Zeitraum wirksam ist. Wie auch in der doppelblinden Phase bestand kein Unterschied in der Wirksamkeit zwischen Patienten mit oder ohne Aura. Die Häufigkeit von Nebenwirkungen war in der Extensionsstudie geringer als in der doppelblinden Phase. Die häufigsten Nebenwirkungen, die zu Studienabbruch führten, waren Müdigkeit (1,8 %), Parästhesien (1,6 %) und neuropsychologische Störungen (1,6 %).

Nebenwirkungen sind dosisabhängig. Im Vordergrund stehen Kribbelparästhesien der Extremitäten, Appetitmangel, Geschmacksveränderungen, Sprechstörungen, Konzentrationsreduktion und

Stimmungsschwankungen. Bei Absetzen des Medikamentes remittieren diese Symptome jedoch komplett. Eine langsame Eindosierung über vier Wochen (☞ Tab. 1.15) wirkt sich positiv auf die Verträglichkeit aus und Nebenwirkungen treten seltener auf. Die Nebenwirkungen treten vorzugsweise während der Titrationsphase auf und remittieren in der Plateauphase, bei Dosisreduktion oder bei Absetzen.

Topiramat wirkt auf spannungsaktivierte Natriumionenkanäle, auf "high-voltage" aktivierte Kalziumionenkanäle sowie auf die glutamaterge und die GABAerge Neurotransmission. Darüber hinaus hemmt Topiramat zwei Isoenzyme der Carboanhydrase. Nachstehend werden die einzelnen Wirkmechanismen näher beschrieben:

▶ Na^+-Kanal-Blockade

Topiramat blockiert spannungsabhängige Natriumionenkanäle und reduziert so Entladungsfrequenz und Entladungsdauer von Aktionspotenzialen neuronaler Zellen.

▶ $Kalzium^{2+}$-Kanal-Blockade

Topiramat inhibiert die Kalziumionenkanäle vom L-Typ, bei hoher Konzentration (50 μmol) vermutlich auch weitere spannungsabhängige Kalziumkanäle.

▶ Glutamat-Blockade

Topiramat blockiert Glutamatrezeptoren vom AMPA-Kainat-Subtyp. Die neuronale Erregbarkeit dieses exzitatorischen, potentiell neurotoxischen Neurotransmitters wird antagonisiert.

▶ GABA-Verstärkung

Topiramat verstärkt die GABA-vermittelnden Hemmung der Neurotransmission. Dies beruht auf der rezeptorvermittelten Zunahme der Entladungsfrequenz, so dass die inhibitorische Wirkung von GABA potenziert wird.

▶ Carboanhydrase-Hemmung

Topiramat hemmt selektiv die Isoenzyme II und IV der Carbonanhydrase.

1.7.3.8. Acetylsalicylsäure und nichtsteroidale Antiphlogistika

Die tägliche Einnahme von Acetylsalicylsäure über mindestens 3 Monate in einer Dosis von 1.500 mg oder mehr führt mit einer relativ hohen Wahrscheinlichkeit zur Ausbildung eines medikamenteninduzierten Kopfschmerzes, die regelmäßige tägliche Einnahme von 300 mg Acetylsalicylsäure hingegen hat eine - wenn auch schwache - prophylaktische Wirkung bei Migräne. Die Hauptindikation für eine Migräneprophylaxe mit 300 mg Acetylsalicylsäure ist nicht eine häufige Migräne, hierfür stehen besser wirksame und auch besser verträgliche Substanzen zur Verfügung.

> Indikation ist vielmehr die (Rezidiv-)Prophylaxe des migränösen Infarktes bei Patienten, die unter häufigen und ausgeprägt verlaufenden Migräneauren leiden (prolongierte Auren, Basilarismigräne, familiäre hemiplegische Migräne).

Jedoch wird auch hier in der Regel noch auf weitere, effektivere Prophylaktika in Kombination mit Acetylsalicylsäure zurückgegriffen.

■ **Kontraindikationen**

Kontraindikationen gegen den Einsatz von Acetylsalicylsäure sind eine hämorrhagische Diathese und Magen-Darm-Ulzera. Anwendungsbeschränkungen sind Analgetika-Intoleranz, Analgetika-Asthma, eine allergische Diathese (z.B. Hautreaktionen, Juckreiz od. Nesselfieber), chronische und rezidivierende Magen- und Zwölffingerdarmbeschwerden, Mangel an Glucose-6-Phosphat-Dehydrogenase, vorgeschädigte Nieren und schwere Leberfunktionsstörungen, gleichzeitige Anwendung von Valproinsäure und Acetylsalicylsäure besonders bei Säuglingen und Kleinkindern, Anwendung bei Kindern und Jugendlichen mit fieberhaften Erkrankungen (Reye-Syndrom). Nebenwirkungen umfassen u.a. gastrointestinale Beschwerden wie Magenschmerzen, Magenblutungen und Magenulzerationen, Übelkeit, Erbrechen, Durchfälle, Überempfindlichkeitsreaktionen (Hautreaktionen, Bronchospasmus, Analgetikaasthma), Kopfschmerzen, Schwindel, Tinnitus, Sehstörungen oder Somnolenz.

> Auch das nichtsteroidale Antiphlogistikum Naproxen weist eine prophylaktische Wirkung bei Migräne auf.

Die in kontrollierten Studien untersuchten und für wirksam befundenen Dosierungen liegen bei 500 bis 1.100 mg. Es muss jedoch genauso wie bei der Acetylsalicylsäure darauf hingewiesen werden, dass die tägliche Einnahme von Naproxen in unwesentlich höheren Dosierungen ebenfalls mit der Gefahr der Entstehung von medikamenteninduzierten Kopfschmerzen einhergeht.

> Die klassische Indikation für Naproxen ist daher die Kurzzeitprophylaxe der menstruellen Migräne. Die genauen Einnahmeschemata für diese Indikation variieren. Häufig erfolgt der Beginn der täglichen Einnahme von 2 x 500 mg Naproxen 2 Tage vor Einsetzen der Menstruation bzw. 2 Tage vor der erwarteten Migräneattacke.

Die Einnahme wird für insgesamt 7 Tage fortgeführt und dann abgesetzt. Kontraindikationen, Anwendungsbeschränkungen und Nebenwirkungen entsprechen weitestgehend der Acetylsalicylsäure.

1.7.3.9. Ergotalkaloide

Ergotalkaloide und hier insbesondere Dihydroergotamin wurden traditionell zur Migräneprophylaxe eingesetzt, ohne dass es hierfür eine wissenschaftliche Grundlage gab. Die weitverbreitete und nichtsdestotrotz nicht zutreffende Auffassung, Migräne würde von einem zu niedrigen Blutdruck hervorgerufen, bildete die Rationale für die Anwendung. Die wenigen kontrollierten Studien hatten wenig Aussagekraft zum einen aufgrund niedriger Fallzahlen, zum anderen aufgrund nur kurzer Beobachtungsintervalle.

> Aber selbst wenn Dihydroergotamin eine vorübergehende Wirksamkeit aufwiese, bliebe das Hauptargument gegen den Einsatz in der Migräneprophylaxe unberührt: die erhebliche hohe Gefahr der Entstehung von ergotamininduzierten Dauerkopfschmerzen.

Interessanterweise konnte gerade dieses Phänomen in einer offenen Dihydroergotamin-Studie nachgewiesen werden. Nach anfänglicher Abnahme der Migränehäufigkeit (Dosis 10 mg) kam es nach 4 Monaten zu einer Zunahme der Migräne. Der Einsatz von Ergotalkaloiden zur Migräneprophylaxe ist heute als obsolet anzusehen.

1.7.3.10. Magnesium

Magnesium wird in der Regel von Patienten problemlos zur Migräneprophylaxe akzeptiert. Jedoch ist die Wirkung im Vergleich zu Standardprophylaktika wie den Betarezeptorenblockern geringer ausgeprägt. In einer kontrollierten Studie konnte eine signifikant bessere Wirkung gegenüber Placebo nachgewiesen werden. Die eingesetzte Dosis lag bei 2 x 300 mg Magnesium pro Tag. In anderen Untersuchungen gelang der Wirkungsnachweis nicht. Interessanterweise wurden kürzlich Studien vorgestellt, die eine Wirksamkeit vom i.v. Magnesium auch in der akuten Migräneattacke zeigten. Kontraindikationen oder Anwendungsbeschränkungen bestehen bei oraler Gabe von Magnesium nicht. Typische Nebenwirkung sind breiige Stühle oder Diarrhöen, die dosisabhängig auftreten.

> Neben den Betarezeptorenblockern ist Magnesium das einzige Prophylaktikum, das während der Schwangerschaft zugelassen ist.

Bewährt hat sich empirisch eine Kombination von Magnesium mit Cyclandelat (☞ oben Kap. 1.7.3.2.). Die Wirkung der einzeln nur schwach wirksamen Substanzen ist bei Kombination häufig deutlich verstärkt.

1.7.3.11. Tanacetum parthenium

Der Bedarf nach wirksamen und doch gut verträglichen Substanzen zur medikamentösen Migräneprophylaxe ist nach wie vor aktuell. Pflanzliche Wirkstoffe sind dabei für Patienten besonders attraktiv. Doch müssen sich auch diese Substanzen einem Wirkungs- und Verträglichkeitsnachweis in kontrollierten Studien unterziehen. *Tanacetum parthenium*, englisch Feverfew, und *Petasites spissum*, die Pestwurz, sind pflanzliche Migräneprophylaktika. *Tanacetum parthenium* hat sich in mehreren klinischen Studien als *nicht* ausreichend wirksam erwiesen.

1.7.3.12. Extr. Rad. Petasitis spissum (Pestwurzextrakt)

> Dagegen konnte in einer aktuellen Studie, wie bereits auch in früheren Untersuchungen, die Wirksamkeit von *Extr. Rad. Petasitis spissum*, Pestwurzextrakt, in der Migräneprophylaxe in einer internationalen, multizentrischen, randomisierten, doppelblinden, placebokontrollierten dreiarmigen Parallelgruppenstudie bei insgesamt 202 Patienten belegt werden.

	Acetylsalicylsäure und nichtsteroidale Antiphlogistika		

Acetylsalicyl-säure	• Einstufung:
	  - Sonderindikation
	  - Migränöser Infarkt
	  - Basilarismigräne
	  - Prolongierte Auren
	• Effektivität: 4
	• Verträglichkeit: 2
		Erhaltungsdosis: 300 mg	• *Kontraindikationen:* Hämorrhagische Diathese, Magen-Darm-Ulzera
			• *Anwendungsbeschränkungen:* Analgetika-Intoleranz, Analgetika-Asthma, Allergische Diathese (z. B. Hautreaktionen, Juckreiz od. Nesselfieber), Mangel an Glucose-6-Phosphat-Dehydrogenase, Vorgeschädigte Nieren, schwere Leberfunktionsstörungen, gleichzeitige Anwendung von Valproinsäure und Acetylsalicylsäure besonders bei Säuglingen und Kleinkindern, Anwendung bei Kindern und Jugendlichen mit fieberhaften Erkrankungen (Reye-Syndrom)
				• *Nebenwirkungen* (u.a.): Gastrointestinale Beschwerden (Magenschmerzen, Magenblutungen und Magenulzerationen), Übelkeit, Erbrechen, Durchfälle, Überempfindlichkeitsreaktionen (Hautreaktionen, Bronchospasmus, Analgetikaasthma), Kopfschmerzen, Schwindel, Tinnitus, Sehstörungen, Somnolenz

Naproxen	• Einstufung:
	  - Sonderindikation
	  - Kurzzeitprophylaxe
	  - Menstruelle Migräne
	• Effektivität: 4
	• Verträglichkeit: 3
		Erhaltungsdosis: 2 × 500 mg	• *Kontraindikationen:* ☞ Acetylsalicylsäure
			• *Anwendungsbeschränkungen:* ☞ Acetylsalicylsäure, systemischer Lupus erythematodes sowie Mischkollagenosen
				• *Nebenwirkungen:* ☞ Acetylsalicylsäure, Vaskulitis, Photodermatitis

Einstufung	Die Einstufung in Substanzen der I., II. oder III. Wahl erfolgte entsprechend der Verträglichkeit und Effektivität unter Berücksichtigung der Studienlage *und* der eigenen praktischen Erfahrung.		
Verträglichkeit	1 = sehr gut; 2 = gut; 3 = befriedigend; 4 = ausreichend; 5 = mangelhaft. Einteilung nach Studienlage und praktischer Erfahrung.		
Effektivität	1 = sehr gut; 2 = gut; 3 = befriedigend; 4 = ausreichend; 5 = mangelhaft. Einteilung nach Studienlage und praktischer Erfahrung.		

Tab. 1.16: Migräneprophylaktika für die klinische Praxis: NSAR.

Im Vergleich zur Baseline zeigte sich in der Placebogruppe 4 Wochen nach Behandlungsbeginn eine Reduktion der Attackenanzahl um 19 %, nach 2 Monaten um 26 %, nach 3 Monaten um 26 % und nach 4 Monaten um 32 %. Bei Behandlung mit 50 mg *Extr. Rad. Petasit. spiss.* zeigte sich eine entsprechende Reduktion um 24 %, 37 %, 42 % und 40 %. Die Reduktion der Attackenfrequenz bei Behandlung mit 75 mg *Extr. Rad. Petasit. spiss.* betrug 38 %, 44 %, 58 % und 51 % (Placebo vs. 50 mg: n.s.; Placebo vs. 75 mg: p=0.013). Die Patienten beurteilten sowohl die Behandlung mit 75 mg als auch mit 50 mg signifikant besser als die Behandlung mit Placebo (☞ Abb. 1.24+1.25).

Pyrrolizidin-Alkaloidhaltige pflanzliche Drogen wie *Extr. Rad. Petasitis spissum* stellen grundsätzlich ein toxikologisches Risiko in Arzneimitteln dar, weshalb die deutsche Arzneimittelbehörde 1992 einen Stufenplan-Bescheid erließ, der sehr strikte Auflagen für die Erteilung einer Zulassung von Arzneimitteln aus Pestwurz enthielt. Pyrrolizidinalkaloide müssen daher durch den Herstellprozess entfernt werden. Akute und chronisch toxikologische Tierstudien mit dem Pestwurzextrakt haben bestätigt, dass die empfohlene Dosierung bei Patienten in einem ausreichenden und sicheren Dosierungsbereich liegt, in dem keine toxikologischen Risiken zu erwarten sind.

In den Placebo-kontrollierten Studien, in denen insgesamt 183 Migräne-Patienten den Pestwurzextrakt in einer Tagesdosis von 100-150 mg über 3-4 Monate eingenommen haben, war lediglich das Auftreten von "Aufstoßen" signifikant häufiger als unter Placebo. Diese leichte und vorübergehende Nebenwirkung ist gut bekannt und wurde von ca. 20 % der Studienpatienten berichtet. Keine Auffälligkeiten wurden in den klinischen Studien bezüglich der körperlichen Untersuchungen, der Vital- und der Laborparameter beobachtet. Rund 90 % aller Studienpatienten beurteilten die Verträglichkeit als "sehr gut" oder "gut".

Das Präparat erwies sich somit nach aktuellen Standard durchgeführten randomisierten und Placebo-kontrollierten klinischen Studien in Tagesdosierungen von 100-150 mg als wirksam in der Migräneprophylaxe. Die Anfallshäufigkeit wurde um 40-60 % reduziert, bei 50-70 % der Patienten nahm die Zahl der Migräneattacken um mindestens die Hälfte ab. Die Studienergebnisse sind vergleichbar mit denen anderer empfohlener Migräneprophylaktika. Ein Vorteil des Pestwurzextraktes besteht in seiner überlegenen Verträglichkeit, die die Compliance in der Langzeitanwendung verbessert. Auch Kinder und Jugendliche im Alter von 6-17 Jahren mit häufigen und schweren Migräneanfällen profitieren in vergleichbarer Weise wie Erwachsene von einer Pestwurz-Prophylaxe in Dosierungen von 50-150 mg täglich, wie in einer Langzeit-Anwendungsbeobachtung gezeigt werden konnte.

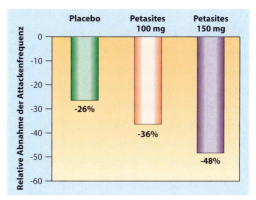

Abb. 1.24: Responderraten nach dreimonatiger Therapiedauer mit *Extr. Rad. Petasitis spissum* (Petadolex®).

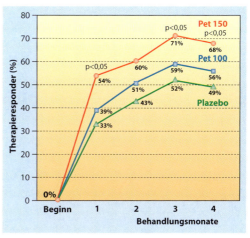

Abb. 1.25: Entwicklung der Responderraten im Zeitverlauf bei Anwendung unterschiedlicher Dosierungen von *Extr. Rad. Petasitis spissum* in der medikamentösen Migräneprophylaxe (Petadolex®).

1.7.3.13. Vitamin B$_2$

Hochdosiertes Vitamin B$_2$ zeigte sich in einer kontrollierten Studie Placebo deutlich überlegen. Die

	Andere		

Magnesium	• Einstufung:
	  - Sonderindikation
	  - Schwangerschaft
	  - Kombination
	• Effektivität: 4
	• Verträglichkeit: 1
		Erhaltungsdosis: 300–600 mg	• *Kontraindikationen:* eingeschränkte Nierenfunktion, Hypophosphatämie	• *Nebenwirkungen* (u.a.): breiiger Stuhl, Durchfälle

Extr. Rad. Petasit. spiss. (Pestwurz)	• Einstufung: II. Wahl • Effektivität: 2 • Verträglichkeit: 1	Eindosierung über zwei Monate: 2 x 75 mg Erhaltungsdosis 2 x 50 mg	• *Kontraindikationen:* Lebererkrankungen in der Anamnese	• *Nebenwirkungen* (u.a.): Aufstoßen, Einzelfall: cholestatische Hepatitis
Einstufung	Die Einstufung in Substanzen der I., II. oder III. Wahl erfolgte entsprechend der Verträglichkeit und Effektivität unter Berücksichtigung der Studienlage und der eigenen praktischen Erfahrung			
Verträglichkeit	1 = sehr gut; 2 = gut; 3 = befriedigend; 4 = ausreichend; 5 = mangelhaft. Einteilung nach Studienlage und praktischer Erfahrung.			
Effektivität	1 = sehr gut; 2 = gut; 3 = befriedigend; 4 = ausreichend; 5 = mangelhaft. Einteilung nach Studienlage und praktischer Erfahrung.			

Tab. 1.17: Migräneprophylaktika für die klinische Praxis: Andere Substanzen.

Ergebnisse wurden bislang nicht reproduziert. Die eingesetzte Dosis des Vitamin B_2 lag mit 400 mg pro Tag dabei um ein Vielfaches über dem Wirkstoffgehalt der in Deutschland erhältlichen Präparate, die meist 10 mg Wirkstoff enthalten.

1.7.3.14. Lisinopril

Eine kontrollierte Studie untersuchte den Einsatz des ACE-Hemmers Lisinopril bei Migräne (N=60, placebokontrolliert, doppelblind, 10-20 mg). Bei einer Dosierung von 20 mg zeigte sich im Vergleich zu Placebo eine signifikante Abnahme der Kopfschmerzstundenzahl, der Tage mit Migräne und der Kopfschmerzintensität. Als Nebenwirkungen wurden die substanzklassentypischen Erscheinungen beschrieben (Husten, Schwindel), die jedoch nur bei 3 Patienten zum Studienabbruch führten. Zahlreiche von Betarezeptorenblockern bekannte Nebenwirkungen wie sexuelle Funktionsstörungen treten bei ACE-Hemmern nicht auf, auch sind das gleichzeitige Vorliegen eines Asthma bronchiale, einer Claudicatio intermittens oder Erregungsleitungsstörungen des Herzens keine Kontraindikationen. Eine direkte Vergleichsstudie zwischen Metoprolol oder Propranolol und Lisinopril hinsichtlich der Wirksamkeit und Verträglichkeit steht aus.

1.7.3.15. Botulinumtoxin

Rationale

Die Ausführungen zur Pathophysiologie der Migräne zeigen, dass permanent zu starke oder plötzlich auftretende sensorische Stimuli in Verbindung mit einer erhöhten sensorischen Sensibilität zu einem permanenten sensorischen Overflow des zentralen Nervensystem führen können. Folge kann eine Hyperaktivität sensorischer Hirnstammkerne sein. Diese führt zu einer Freisetzung von vasoaktiven Neuropeptiden an den vaskulären Endigungen des N. trigeminus, inklusive von Substanz P und des Calcitonin-Gen-related Peptide (CGRP) und letztlich zur Ausbildung einer sterilen vaskulären Entzündung. Botulinumtoxin kann an mehreren Stellen in diesen Pathomechanismus eingreifen.

Botulinumtoxin A wird seit rund 20 Jahren erfolgreich bei zahlreichen Erkrankungen eingesetzt, die durch eine unangemessene hohe Muskelaktivität charakterisiert sind. Durch Blockade der cholinergen Innervation wird eine Hemmung der muskulären Hyperaktivität für 3-6 Monate bedingt, degenerative Veränderungen des Bewegungsapparates des Kopfes und des Halses werden vorgebeugt, nociceptive Afferenzen und Blutgefäße der perikranialen Muskeln werden dekomprimiert und muskuläre Trigger- und Tender-Points werden aufgelöst. Die Normalisierung der Muskelspindelaktivität führt gleichzeitig zur Normalisierung der Muskelsensorik und zentraler Kontrollmechanismen der Muskelaktivität, beseitigt die oromandibuläre Dysfunktion und behebt muskuläre Stressfaktoren. Die Wirkungen von Botulinumtoxin A beschränken sich jedoch nicht allein auf die muskulären Angriffspunkte. Die retrograde Aufnahme in des ZNS von Botulinumtoxin A führt zu einer Hemmung der Expression von Substanz P und Enkephalin im Rückenmark sowie im Nucleus raphe und könnte damit die übermäßige trigeminovaskuläre Aktivierung hemmen. Neue Untersuchungen belegen zudem eine prophylaktische Hemmung der sterilen Inflammation, die klinisch zu einer Blockade der neurogenen Entzündung als pathophysiologischem Substrat primärer Kopfschmerzen beitragen kann.

Patienten mit häufigen Migräneattacken und großem Leidensdruck leiden sehr oft auch an häufig auftretendem Kopfschmerz vom Spannungstyp, bei mehr als der Hälfte der Migränepatienten besteht auch ein episodischer oder chronischer Kopfschmerz vom Spannungstyp. Das Rationale für die prophylaktische Behandlung häufiger Migräneattacken besteht daher zunächst in der Besserung oder Beseitigung des Kopfschmerzes vom Spannungstyp durch Botulinumtoxin A. Bei Kopfschmerz vom Spannungstyp sind mehrere klinische Wirkmechanismen evident. Die Reduktion von muskulärem Stress durch die unmittelbare Muskelentspannung führt zu einem verminderten sensorischen Input in das Nervensystem. Die Beseitigung der oromandibulären Dysfunktion als aggravierender Faktor des chronischen Kopfschmerzsyndromes trägt zu einer Entlastung des sensorischen und motorischen Systems bei. Die direkte Behandlung von Tender-Points und Trigger-Points führt zu einer Dekompression von afferenten nociceptiven Neuronen des Muskels. Die Kompression muskulärer Blutgefäße wird beseitigt, die überhöhte Konzentration exzitatorischer Metabolite wird abgebaut. Eine Normalisierung der übermäßigen Muskelspindelaktivität kann die

Dauertonisierung der perikranialen Muskulatur bei Kopfschmerz vom Spannungstyp reduzieren. Damit ist ein bedeutsamer Stressfaktor als Trigger für zusätzliche Migräneattacken reduziert oder beseitigt. Gleichzeitig wird die Einnahme von Akutmedikation zur Behandlung des Kopfschmerzes vom Spannungstyp verringert. Diese Reduktion der Akutmedikation führt zu einer Verminderung einer hohen Medikamenteneinnahmefrequenz und damit zu einer Vermeidung medikamenteninduzierter Dauerkopfschmerzen. Im Übergangsbereich zu deren Entstehung besteht in der Regel eine erhöhte Migräneattackenfrequenz, die durch die Botulinumtoxin A-Behandlung reduziert werden kann.

Bedeutsam ist aber auch die unmittelbare Beseitigung muskulärer Trigger für Migräneattacken. Diese können in Form von lokalen schmerzhaften Muskelarealen bestehen und als permanente und potente Auslöser von Migräneattacken wirken. So wie übermäßiger Lärm und Licht Migräneattacken auslösen können, kann auch permanente noxische Stimulation aus den perikraniellen Muskeln als Migränetrigger wirken. Die Elimination dieser Trigger vermeidet das Auslösen von weiteren Migräneattacken. Konsequenz ist, dass das ZNS vor zu hohem sensorischen Overflow geschützt wird.

In einer aktuellen Studie wurden zudem unmittelbare antinociceptive Effekte von Botulinumtoxin A auf inflammatorisch ausgelöste Schmerzen im Tierexperiment nachgewiesen. Dabei zeigte sich eine dosisabhängige Reduktion der nociceptiven Antwort bei der Formalin-induzierten Arthritis an der Rattenpfote 12 Tage nach der Injektion. Bei einem Einsatz von 3,5 bzw. 7 units/kg/Pfote fand sich eine Reduktion um 29 % bzw. 46 % im Vergleich zu Placebo. Interessanterweise zeigte sich bei den gewählten Dosierungen keine muskuläre Wirkung. Grundlagen von Migräneschmerzen sind eine neurogene Entzündung duraler und meningealer Arterien. Es ist daher denkbar, dass durch die retrograde Aufnahme von Botulinumtoxin A in das zentrale Nervensystem diese entzündlichen Veränderungen durch direkte Effekte auf das trigeminovaskuläre System blockiert werden und damit ein direkter Eingriff auf die Pathophysiologie der Migräne durch Botulinumtoxin A bewirkt wird.

■ Differentielle Indikation

Interessanterweise belegen Studien durchgehend eine gute und konsistente Wirksamkeit von Botulinumtoxin A in der Prophylaxe der Migräne. Besonders hervorzuheben sind die kontrollierten Studien von Brin et al. 2000 und Silberstein et al. 2000. Bei diesen konnte sowohl eine Abnahme der Intensität der Migräneattacken als auch eine Abnahme der Attackenhäufigkeit beobachtet werden. Die benötigten Botulinumtoxin A-Dosen waren dabei insbesondere bei der Arbeit von Silberstein et al. 2000 mit 25 MU Botox® relativ niedrig. Bei den Studien zeigt sich auch, dass ein individuelles Vorgehen bei der Auswahl der Injektionsstellen aufgrund des klinischen Befundes von entscheidender Bedeutung ist. Bewährt hat sich dabei die gezielte Injektion in muskuläre Trigger- und Tender-Punkte.

Der Einsatz von Botulinumtoxin in der Migränetherapie ist durch Studien noch nicht ausreichend begründet. Derzeit scheint aufgrund der beschriebenen Wirkmechanismen der differentialtherapeutische Einsatz von Botulinumtoxin für Migränepatienten durch erfahrene Anwender mit folgenden Merkmalen erwägenswert:

- Muskulärer Stress als Migränetrigger, z.B. bei
  - Craniocervikaler Dystonie
  - Pericranialen schmerzhaften muskulären Trigger- oder Tender-Points
  - Oromandibulärer Dysfunktion
- Gemeinsames Bestehen eines chronischen Kopfschmerzes vom Spannungstyp mit aggravierenden Faktoren muskulärer Stress oder oromandibulärer Dysfunktion
- Chronische Migräne mit häufigen Migräneattacken an mehr als 15 Tagen pro Monat seit mehr als 3 Monaten ohne Wirksamkeit bzw. Verträglichkeit anderer Therapieoptionen

Wie bei anderen Prophylaktika auch ist Voraussetzung für den effektiven Einsatz, dass nichtmedikamentöse Vorbeugungsmaßnahmen berücksichtigt werden und eine medikamenteninduzierte Attackenfrequenzsteigerung oder ein medikamenteninduzierter Dauerkopfschmerz nicht bestehen bzw. vor Einsatz behandelt worden sind.

■ Vorgehen

Schwerpunkt der Anwendung von Botulinumtoxin A in der speziellen Schmerztherapie ist die Behandlung von primären Kopfschmerzen mit Beteiligung der pericranialen Muskulatur.

Nachfolgend werden die Erfahrungen aus den vorliegenden klinischen Studien und der klinischen Anwendung zusammengefasst. Subklinisch ist eine Abnahme von motorischen Aktionspotentialen bereits nach wenigen Stunden nachweisbar. Ein klinischer Effekt der Injektion ist frühestens nach 2-10 Tagen (bei einer Streuung von 1-20 Tagen) zu erwarten. Abhängig ist der Wirkungseintritt von Muskelgröße und Botulinumtoxin A-Dosis. Die vollständige Wiederherstellung der Funktion ist nach 3-5 Monaten (im Einzelfall nach 9 Monaten) zu erwarten. Bleibende Muskelatrophien treten nicht auf. Eine Nachinjektion sollte frühestens nach 8-10 Wochen erfolgen. Erneute Injektionen während noch anhaltender Wirkung der Erstinjektion führen ansonsten zu einer schlechten Steuerbarkeit der Wirkung. Weiter ist mit zu kurzen Nachinjektionsintervallen die Gefahr einer Antikörperbildung und damit einer Sekundärresistenz verbunden. Grundsätzliche Kontraindikationen für die Behandlung mit Botulinumtoxin A müssen beachtet werden.

Außer dem üblichen Nebenwirkungsspektrum einer intramuskulären Injektion (Infektionsrisiko, Blutungsrisiko, etc.) kann es im Einzelfall bei der Botulinumtoxin-Behandlung aufgrund lokaler Diffusion zu unerwünschten Paresen nicht injizierter Muskeln kommen. Diese sind zwar ebenso wie die erwünschten Nebenwirkungen vollständig reversibel, können jedoch gelegentlich zu deutlichen kosmetischen (Gesichtsbereich) oder funktionellen Beeinträchtigungen (Dysphagie, Kaumuskelschwäche) führen. Durch Wahl höherer Konzentrationen mit kleineren Injektionsvolumina, möglichst individuell gewählten geringsten Dosierungen und genauer Lokalisation der Injektionspunkte können diese Nebenwirkungen minimiert werden. Bei den im Rahmen der Kopfschmerztherapie auszuwählenden großen und oberflächlichen Muskeln sind jedoch unerwünschte Paresen in aller Regel nicht zu erwarten.

Derzeit stehen drei verschiedene Handelsformen von Botulinumtoxin A (Botox®, Dysport®) und eine Handelsform von Botulinumtoxin B (Neurobloc®) zur Verfügung. Für Botulinumtoxin B liegen noch keine Erfahrungen in der Migräne- und Kopfschmerztherapie vor. 1 MU Botox® entspricht in der Wirksamkeit etwa 3-5 MU Dysport®.

Die Rekonstitution der Substanz erfolgt durch Zugabe von 0,9 %iger Kochsalzlösung. Es hat sich dabei in der Schmerzbehandlung als praktikabel erwiesen, eine Ampulle Botox® mit 5 ml NaCl bzw. eine Ampulle Dysport® mit 5 ml NaCl aufzuziehen. Die Rekonstitution mit Lokalanästhetika führt zu keinem Vorteil und sollte daher nicht erfolgen.

Zur Injektion hat sich die Verwendung einer 1 ml Tuberkulinspritze mit 30 G Kanüle bewährt. Bei höheren Verdünnungen können auch übliche 2- oder 5 ml-Spritzen gewählt werden. Auf entsprechende Umrechnung der verwendeten Einheiten muss dann geachtet werden. Die Injektionsstrategie sollte möglichst individuell für jeden Patienten je nach lokaler muskulärer Hyperaktivität und muskulären Triggerpunkten festgelegt werden. Erfahrungsgemäß ist durch sorgfältige Aufdeckung von Trigger-Points und deren gezielte Injektionen ein besserer Effekt zu erzielen. Die Therapieergebnisse können, insbesondere bei craniocervikaler Dystonie und oromandibulärer Dysfunktion durch gleichzeitige EMG-Ableitungen verbessert werden. Diese dienen auch zur Erfassung der Wirksamkeit. Wichtig ist allerdings zunächst eine ausreichend genaue diagnostische Zuordnung des Kopfschmerztyps. Es ist sinnlos, Patienten mit medikamenteninduzierten Dauerkopfschmerzen oder anderen sekundären Kopfschmerzen zu behandeln, ohne gleichzeitig eine ursächliche Therapie bei diesen einzuleiten.

Die Injektionstechnik wird maßgeblich durch die umgebende anatomische Struktur mitbedingt. Je nach Muskelvolumen und -hyperaktivität erfolgt eine Injektion von 5-20 MU Botox bzw. 25 bis 100 MU Dysport je Triggerpunkt.

Bei Vorliegen einer oromandibulären Dysfunktion erfolgt in den M. masseter die Injektion in die Pars superficialis mittig etwa 2-3 cm oberhalb der Unterkante der Mandibula. Hierdurch wird gewährleistet, dass weder die medial verlaufenden Gefäße (A./V. faciales) punktiert werden, noch eine Verletzung, beziehungsweise Beeinflussung der Glandula parotis, welche lateral liegt, zu befürchten ist. Die Stichrichtung sollte nicht zu tangential verlaufen, da ansonsten oberflächliche mimische Muskeln, wie z. B. der an der Fascia masseterica entspringende M. risorius geschwächt werden. Die Injektionsmenge sollte gering und die Toxinkonzentration hoch gewählt werden, um eine Diffusion z.B. in die Mundbodenmuskulatur zu vermeiden.

Der M. temporalis kann entweder ansatznah, das heißt etwa 2 cm, beziehungsweise ansatzfern, das heißt etwa 5 cm über dem oberen Jochbeinbogenrand injiziert werden. Bei beiden Injektionen muss die stärkste Faszie des Kopfes, die Fascia temporalis durchdrungen werden. Deswegen muss die Injektionsrichtung insbesondere bei der ansatznahen Injektion möglichst senkrecht verlaufen, um das in der Faszie liegende ausgeprägte Fettpolster, das sich nach kaudal vergrößert, zu überwinden.

Bei der ansatzfernen Injektionstechnik muss die räumliche Nähe zur A. temporalis beachtet werden, um eine Verletzung zu vermeiden.

Die Injektion in den M. frontalis (M. occipitofrontalis, Venter frontalis) wird etwa 3-4 cm oberhalb des Orbitarandes vorgenommen. Die Stichrichtung sollte parallel zur Augenbraue verlaufen. Eine flache Injektion empfiehlt sich, um ein retromuskuläres Absinken der Injektionsflüssigkeit mit der möglichen Folge einer Ptosis zu vermeiden. Eine Injektion während Muskelkontraktion erhöht die Zielgenauigkeit und wird von den Patienten gut toleriert.

Der M. splenius capitis wird ansatznah, zwischen dem lateralen Rand der Pars descendens des M. trapezius und dem Ansatz des M. sternocleidomastoideus injiziert.

Der M. trapezius, Pars horizontalis, sollte mindestens zweimal pro Seite injiziert werden, da eine ausreichende Diffusion des Toxins bei kleinen Mengen ansonsten aufgrund der Muskelmasse nicht gewährleistet ist. Als Injektionsorte bieten sich jeweils der Punkt zwischen dem mittleren und äußeren, beziehungsweise mittleren und inneren Drittel der Strecke zwischen Halsansatz und Acromion an.

■ **Ausblick**

Botulinumtoxin A stellt für Patienten mit chronischen Schmerzerkrankungen, insbesondere Migräne und Kopfschmerzen vom Spannungstyp, eine neue Option dar. Die Anwendung des Wirkstoffes führt nicht zu ZNS-Nebenwirkungen. Gerade Kopfschmerzpatienten leiden aufgrund unerwünschter Wirkungen der eingesetzten Medikamente oft sehr unter Müdigkeit, Schwindel, Konzentrationsreduktion, Appetit- und Gewichtszunahme, Haarausfall und Veränderung der Libido. Bei Einsatz von Botulinumtoxin A sind diese Nebenwirkungen nicht bekannt. Organschäden sind bis heute nicht berichtet worden. Auch allergische Komplikationen sind bisher nicht beobachtet worden. Die Verträglichkeit und Sicherheit dieser Therapiemaßnahme ist damit außerordentlich hoch. Die Langzeitwirkung über mehrere Monate macht es nicht erforderlich, mehrmals täglich an eine Medikamenteneinnahme zu denken. Bei Wiederholungsinjektionen setzt die Effektivität nicht bei dem Ausgangspunkt der ersten Injektion an, sondern baut auf dem Therapieerfolg der vorhergehenden Behandlung im Sinne eines Treppeneffektes auf. Sind muskulärer Stress, sich selbst unterhaltende Trigger- und Tender-Points Ursache oder aggravierende Faktoren der Kopfschmerzerkrankungen, kann mit einer einmaligen Behandlung der Chronifizierungszirkel der Schmerzkrankheit aufgebrochen werden. Weitere Behandlungen sind dann nicht mehr erforderlich. In zahlreichen klinischen Studien wird derzeit das neue Einsatzgebiet von Botulinumtoxin A im Bereich der speziellen Schmerztherapie detailliert untersucht. In der Behandlung von primären Kopfschmerzen differieren noch die Ansichten zur Dosierung, zu Injektionsarealen und zum methodischen Vorgehen. Auch fehlen Vergleichsstudien zu Standardmedikamenten. Daher ist zur Zeit der Einsatz von Botulinum Toxin A bei diesen Erkrankungen erst nach Ausschöpfung von Standardtherapieverfahren und nur nach Evaluation in spezialisierten Zentren begründet. Der Einsatz erfordert genaue funktionell-anatomische Kenntnisse, sowie umfangreiche Erfahrung und Übung in der Anwendung.

1.7.3.16. Naratriptan

Entsprechend der Anwendung von Naproxen 2 x 500 mg wurde im Jahr 2001 in einer placebokontrollierten Studie die prophylaktische Wirkung von Naratriptan (51) 2 x 1 mg bzw. 2 x 2,5 mg zur Kurzzeitprophylaxe der menstruellen Migräneattacke untersucht. Die Einnahme erfolgte während 4 Zyklen jeweils über 5 Tage, beginnend 2 Tage vor erwartetem Einsetzen der Menstruation. Die Behandlungsgruppe, die 2 x 1 mg Naratriptan erhielt, wies signifikant weniger perimenstruelle Migränetage und Migräneattacken auf, während sich Dauer und Intensität der dennoch auftretenden Migräneattacken nicht von den anderen Behandlungsgruppen unterschied. Die Verträglichkeit des Naratriptans entsprach dabei der von Placebo. Naratriptan 2 x 2,5 mg zeigte interessanterweise keine signifikante Wirkung. Es bleibt abzuwarten, inwieweit diese Ergebnisse reproduzierbar und in den klinischen Alltag übertragbar sind. Die Gefahr der Entstehung von medikamenteninduzierten Kopfschmerzen bei zu häufiger Einnahme von Triptanen muss dabei berücksichtigt werden.

1.8. Menstruelle Migräne

Aufgrund des zeitlichen Zusammenhangs mit der Menstruation lag es in früheren Jahren nahe, hormonelle Therapieverfahren einzusetzen. Mit Blick auf die Verbindungen zwischen der Östrogenkonzentration und der Migränegenerierung wurde die Gabe von Östrogen drei bis zehn Tage vor der Menstruation empfohlen. Allerdings zeigte sich, dass damit der Zeitpunkt des Eintretens der Migräneattacke nur verschoben wird, bis der natürliche Abfall wiederum auftritt. Die Gabe von transdermalen Hormonpflastern hat sich in kontrollierten Studien als nicht effektiv erwiesen. Gleiches gilt für die orale Gabe von Östrogenen.

> Der Einsatz von Östrogen in Form von einem auf die Haut auftragbaren Gel hat sich in placebokontrollierten Doppelblindstudien als wirksam erwiesen. Allerdings sind entsprechende Präparate in Deutschland derzeit nicht zugelassen. Das Gel wird zwei Tage vor der erwarteten Migräneattacke aufgetragen und in den nächsten sieben Tagen weiter angewendet.

Durch diese einfache Maßnahme kann bei den betroffenen Patientinnen zum Teil die Auslösung der Migräneattacke verhindert werden. Voraussetzung dafür ist natürlich, dass tatsächlich dieser enge, ausschließliche Zusammenhang zwischen dem Hormonspiegelabfall und der Migräneattacke besteht. Dieses ist jedoch nur bei wenigen Ausnahmen der Fall.

Alternativ zur Hormontherapie kann auch das nichtsteroidale Antiphlogistikum Naproxen als Kurzzeitprophylaxe der menstruationsgebundenen Migräne eingesetzt werden.

> In hartnäckigen Fällen kann die zeitlich begrenzte Gabe von 2 x 250 mg Naproxen im Zeitraum von drei Tagen vor bis vier Tage nach Menstruationsbeginn der Entstehung eines menstruationsgebundenen Migräneanfalles vorbeugen. Diese Kurzzeitprophylaxe kann sowohl alleine oder zusätzlich zu einer Langzeitprophylaxe mit den o.g. Medikamenten erfolgen. Analog kann der Einsatz von Naramig in einer Dosierung von 2 x 2,5 mg vorgenommen werden.

In allen anderen Fällen gilt für die Therapie der Migräneattacke im zeitlichen Zusammenhang mit der Menstruation das, was für die Behandlung der Migräneattacke bereits dargelegt wurde. Die Migräneattacke, unabhängig ob sie nun im Zusammenhang oder nicht im Zusammenhang mit der Menstruation auftritt, wird nach den beschriebenen allgemeinen Vorgehensweisen behandelt. Bei schweren Migräneattacken, die sich einer Akutmedikation hartnäckig widersetzen, sollte frühzeitig auch eine konsequente prophylaktische Therapie eingeleitet werden.

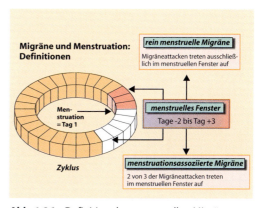

Abb. 1.26: Definition der menstruellen Migräne.

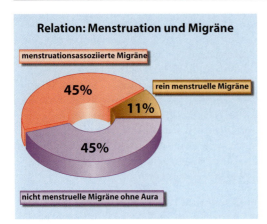

Abb. 1.27: Häufigkeit der menstruationsassoziierten, der nicht-menstruationsassoziierten sowie der menstruellen Migräne.

1.9. Hormontherapie

Bei hartnäckigen Migräneattacken, die schwer zu therapieren sind, wird häufig die Antibabypille als verantwortlich für die Generierung der Migräneattacken beschuldigt. Die empirische Überprüfung eines Zusammenhangs zwischen Antibabypille und Migräne dagegen zeigt keine eindeutige Verbindung. In einigen Studien ergeben sich Hinweise für ein tatsächlich erhöhtes Auftreten von Migräneattacken, wobei je nach Studie dies bei 18 % bis 50 % der betroffenen Patientinnen der Fall sein soll, in anderen Studien zeigt sich dagegen sogar eine Verbesserung unter der Therapie mit Antibabypille bei bis zu 35 % der Patientinnen. In placebokontrollierten Doppelblindstudien findet sich dagegen kein bedeutsamer Unterschied zwischen Gruppen von Patientinnen, die mit Antibabypille oder Placebo behandelt wurden. Alles in allem zeichnet sich somit ab, dass zwischen der Antibabypille und der Migräne kein definitiver Zusammenhang besteht.

Das Neuauftreten von Migräneattacken im Zusammenhang mit der Einnahme der Antibabypille wird ebenfalls immer wieder diskutiert. Allerdings liegt das häufigste Alter des Erstauftretens der Migräne in der zweiten Lebensdekade, also genau in der Zeit, in der auch erstmalig die Antibabypille eingenommen wird. Insofern scheint hier nur ein rein statistischer Zusammenhang ohne ätiologische Relevanz zu bestehen.

Die Therapie der Migräne bei bestehender oder nicht bestehender Einnahme einer Antibabypille unterscheidet sich nicht. Es ist keine Beeinflussung zwischen Antibabypille und Migränemedikamenten bekannt. Bei der Durchführung der Migränetherapie gelten die gleichen Richtlinien wie sonst auch. Nur für den seltenen therapierefraktären Fall ist ein Auslassversuch ratsam. Den Patientinnen sollte dann eine andere Methode der Kontrazeption empfohlen werden.

> Im Zusammenhang mit dem erhöhten Risiko von arteriellen oder venösen Hirnthrombosen sowie einer Subarachnoidalblutung sollte bei plötzlichem Auftreten von neurologischen Störungen möglichst umgehend eine neurologische Untersuchung veranlasst werden.

Dies gilt auch, wenn unerwartete Kopfschmerzattacken auftreten, die auch täglich in Erscheinung treten können. Aus diesem Grunde sollten gerade Patientinnen, die eine Antibabypille einnehmen, in zeitlich engeren Abständen hinsichtlich des Verlaufs der Erkrankung kontrolliert werden. Das Rauchen sollte streng vermieden werden. Aufgrund des möglicherweise erhöhten Risikos für Schlaganfälle bei einer Migräneerkrankung gilt dies besonders. Insgesamt ist dieses Risiko für eine erhöhte Häufigkeit von Schlaganfällen bei Migräne extrem gering. Migräne stellt deshalb keinesfalls eine Kontraindikation für den Einsatz von oralen Kontrazeptiva dar.

1.10. Schwangerschaft und Migräne

1.10.1. Prophylaxe

Erfreulicherweise wird durch den Spontanverlauf während der Schwangerschaft die Migränetherapie positiv unterstützt. Generell gilt, dass eine medikamentöse Therapie während der Schwangerschaft, wenn irgendwie möglich, zu vermeiden ist. Ganz besonders gilt dies natürlich für prophylaktische Maßnahmen, bei denen täglich Medikamente eingenommen werden müssen. Die Migräneprophylaktika, die sich als besonders wirksam erwiesen haben, sind während der Schwangerschaft kontraindiziert. Dies gilt für Flunarizin und die Serotoninantagonisten.

> Dies ist insbesondere von Bedeutung, wenn eine Schwangerschaft geplant oder auch nur möglich ist. Da gerade junge Frauen solche Medikamente bei schweren Migräneverläufen einsetzen, müssen sie auf die Notwendigkeit einer adäquaten Kontrazeption hingewiesen werden.

Zur Vorbeugung von Migräneattacken empfehlen sich entsprechend, wie sonst auch, in erster Linie Verhaltensmaßnahmen, wie Entspannungsübungen sowie Kennenlernen und Vermeiden von Triggerfaktoren.

> Bei extrem schweren Migräneverläufen während der Schwangerschaft, insbesondere bei der Migräne mit Aura, kann zunächst die Gabe von Magnesium zur Migräneprophylaxe erwogen werden. Der Effekt von Magnesium auf den Migräneverlauf zeigte sich in klinischen Studien als gering, in Einzelfällen ist jedoch ein bedeutsamer Effekt zu erzielen.
> Zur Therapie des arteriellen Bluthochdruckes wird während der Schwangerschaft Propranolol eingesetzt. Es ergibt sich dabei kein Hinweis auf eine Fruchtstörung. Trotzdem sollte der Einsatz von Propranolol während der Schwangerschaft zur Migräneprophylaxe sehr zurückhaltend und nur als letzte Möglichkeit erwogen werden.

1.10.2. Akutmedikation

Es gibt nur sehr wenig Literatur zur Wirksamkeit und Verträglichkeit von Medikamenten in der Therapie der Migräneattacke während der Schwangerschaft. Gleiches gilt für die Auswirkungen einer medikamentösen Migränetherapie auf die Geburt und das Stillen.

> In erster Linie sollte zur Akutmedikation von Migräneattacken während der Schwangerschaft die Gabe von Metoclopramid 20 mg und Paracetamol 1.000 mg eingesetzt werden. Dabei soll auf den zeitlichen Abstand von 15 Minuten geachtet werden.
> Sollte Paracetamol nicht ausreichend wirksam sein, kann auch die Gabe von Acetylsalicylsäure 1.000 mg erwogen werden. Zu dieser Substanz gibt es eine umfangreiche Literatur hinsichtlich des Einsatzes während der Schwangerschaft, und es gibt keine Hinweise darauf, dass fetale Missbildungen induziert werden.

Die neueren nichtsteroidalen Antirheumatika sollten bei der Schwangerschaft nicht eingesetzt werden, weil einerseits keine ausreichenden Erfahrungen vorliegen und andererseits auch keine Hinweise dafür bestehen, dass ihre Effektivität zur Kupierung der Migräneattacke größer ist als die der seit vielen Jahrzehnten eingesetzten o.g. Substanzen. Besonders muss darauf geachtet werden, dass nichtsteroidale Antirheumatika nicht kontinuierlich eingesetzt werden. Insbesondere während des letzten Trimenons ergibt sich dadurch die Gefahr einer Verlängerung der Schwangerschaft, das erhöhte Risiko einer Präklampsie und ein erhöhtes Blutungsrisiko für die Mutter und das Kind, ebenso kann eine persistierende pulmonale Hypertension auftreten.

> Streng kontraindiziert sind Ergotalkaloide wie Ergotamintartrat und Dihydroergotamin. Die Substanzen haben während der Schwangerschaft einen uterotonischen Effekt. Darüber hinaus zeigt sich Ergotamin als embryotoxisch.

Für den Einsatz von Triptanen liegen derzeit noch keine ausreichenden Daten vor. Es gibt Berichte von Schwangerschaften, die während einer Therapie mit Sumatriptan aufgetreten sind. Dabei sind bisher keine Probleme verzeichnet worden. Bis jedoch ausreichend Erfahrungen vorliegen, sollen Triptane während der Schwangerschaft nicht eingesetzt werden.

1.11. Kinder und Jugendliche
1.11.1. Attackentherapie

Hinsichtlich der medikamentösen Therapie ergeben sich zum Erwachsenenalter deutliche Unterschiede. Gerade bei der Migräne im Kindesalter ist es erforderlich, dass bei Beginn der Attacke die Medikation zum frühestmöglichen Zeitpunkt eingenommen wird.

- Man beginnt zunächst mit der Gabe eines Medikamentes gegen Übelkeit Domperidon (10 mg oral oder als Zäpfchen), um eine verbesserte Resorption und Wirkung des Schmerzmittels und eine Therapie der Übelkeit und des Erbrechens einzuleiten
- Im Anschluss an die Gabe von Domperidon kann nach einem Zeitraum von 15 Minuten ein Schmerzmittel verabreicht werden. Hier empfiehlt sich bei jungen Kindern unter dem 12. Lebensjahr in erster Linie Paracetamol 500 mg als Brauselösung oder Zäpfchen

Bei Schulkindern, bei denen die Migräneattacken zu jeder Gelegenheit, insbesondere auch in der Schule am Morgen auftreten können, sollten die Lehrer entsprechend informiert werden. Am besten ist es, wenn der Arzt dem Schüler eine schriftliche Instruktion zum Verhalten bei Migräneattacken zur Vorlage beim Lehrer mitgibt.

- Zur Attackenkupierung kann bei Kindern, deren Attacken auf Paracetamol nicht ausreichend ansprechen, auch Dihydroergotamin in Tablettenform (2 mg) eingesetzt werden
- Ab dem 12. Lebensjahr ist für Sumatriptan 10 mg nasal Wirksamkeit und Verträglichkeit beschrieben

Ergotalkaloide sollten nicht eingesetzt werden. Die Triptane sind für die Anwendung im Kindesalter bisher nicht zugelassen.

1.11.2. Medikamentöse Prophylaxe

Die medikamentöse prophylaktische Therapie im Kindesalter gestaltet sich komplizierter als im Erwachsenenalter. Im Hinblick auf die eventuell erforderliche hohe Einnahmefrequenz von Schmerzmittel und einen schweren Leidensdruck muss auch im Kindesalter bei häufigen Migräneattacken eine prophylaktische Medikation erwogen werden. Dabei muss jedoch bedacht werden, dass Nebenwirkungen von Prophylaktika im Kindesalter häufiger und schwerer auftreten als im Erwachsenenalter. Bei der prophylaktischen Therapie gilt im Kindesalter ebenfalls wie im Erwachsenenalter, dass in der Regel nur eine Monotherapie durchgeführt und nicht verschiedene Medikamente in Kombination gegeben werden sollten.

- Im Kindesalter können Betablocker, wie z.B. Metoprolol oder Propranolol eingesetzt werden
- Alternativen sind Pestwurz, Cyclandelat oder Magnesium
- Aufgrund der möglichen Nebenwirkungen und der auch nur zeitlich befristeten Möglichkeit der Gabe sollte, wenn irgendwie möglich, auf die Gabe von Serotoninantagonisten oder Kalziumantagonisten wie Flunarizin bei Kindern verzichtet werden. Flunarizin ist aufgrund möglicher Langzeitfolgen und mangelnder Erfahrungen im Kindesalter kontraindiziert
- Pizotifen ist dagegen gut verträglich und ist bereits für das Kleinkindalter ab 2 Jahren zugelassen. Hauptnebenwirkung ist Appetitzunahme, daher wird die Substanz von Kinderärzten häufig auch als Appetitstimulans eingesetzt

Man muss sich darüber im klaren sein, dass die medikamentöse Prophylaxe eine verhaltensmedizinische Prophylaxe nicht ersetzen kann und dass man in jedem Falle versuchen sollte, nichtmedikamentöse prophylaktische Maßnahmen intensiv auszunutzen.

In aller Regel ergeben sich gleiche oder sogar bessere Effekte durch Verhaltensmaßnahmen.

Hinsichtlich der Wirksamkeit der medikamentösen Migräneprophylaxe bei Kindern gibt es in der Literatur sehr widersprüchliche Angaben. Ein Teil der Untersuchungsbefunde zeigt signifikante Effekte, bei anderen Studien ergeben sich solche bedeutsamen Effekte nicht. Wenn man eine medikamentöse Prophylaxe bei Kindern erwägt, sollte kurzzeitig überprüft werden, ob eine therapeutische Wirksamkeit erzielt wird und wie möglicherweise initiale Nebenwirkungen kompensiert werden können. Dazu sind Erfolgskontrollen in vierzehntägigen Abständen erforderlich. Nur bei Effektivität sollte eine Weiterführung erfolgen. Die möglichen Nebenwirkungen müssen mit den Eltern und den Kindern besprochen werden und ggf. sorgfältig erfasst werden.

Gegebenenfalls muss die Therapie angepasst werden. Alle diese Vorsichtsmaßnahmen zeigen, dass die prophylaktische medikamentöse Therapie der Migräne im Kindesalter möglichst umgangen werden sollte und Medikamente zur Migräneprophylaxe nur im Ausnahmefall eine Lösung des Problems für einen gewissen Zeitraum ermöglichen.

1.11. Kinder und Jugendliche

Allerdings können gerade bei den Kindern, bei denen sehr schwerwiegende und stark behindernde Attacken auftreten, "Einzelfallexperimente" erforderlich werden. Zuweilen finden sich dann tatsächlich verblüffende Effekte von prophylaktischen Therapieverfahren. Jedoch sind das Ausnahmen. Bei solchen Problemfällen sollte nach Möglichkeit die Behandlung durch einen erfahrenen Neuropädiater durchgeführt werden. Auch wenn eine schnelle Besserung des Migräneleidens nicht zu erzielen ist, ist es notwendig, dass die Patienten und die Eltern wiederholt beraten werden und Hoffnung hinsichtlich einer Besserung des Migräneleidens vermittelt wird. Gerade im Kindesalter kann es immer wieder zu einer spontanen Besserung kommen. Manchmal zeigt sich erst im weiteren Verlauf, welche Triggerfaktoren besonders potent sind, und eine kontinuierliche Erfassung und Erfragung möglicher Auslösefaktoren kann eine entscheidende Besserung erzielen.

> Völlig unbefriedigend und frustrierend für Kinder und Eltern ist es allerdings, wenn die Patienten ohne spezifische Beratung über die heutigen Möglichkeiten der Therapie wieder aus der Sprechstunde entlassen werden, mit dem Hinweis, dass Migräne nicht heilbar ist und man nichts finden könne.

Kopfschmerz vom Spannungstyp

2. Kopfschmerz vom Spannungstyp

2.1. Definition

■ **Sporadischer episodischer Kopfschmerz vom Spannungstyp**

Wiederkehrende Kopfschmerzepisoden mit einer Dauer von Minuten bis Tagen. Der Schmerz ist typischerweise von drückender, beengender Qualität. Er erreicht eine leichte bis mäßige Intensität, ist beidseits lokalisiert und verstärkt sich nicht durch körperliche Routineaktivitäten. Es besteht keine begleitende Übelkeit. Photophobie oder Phonophobie, nicht jedoch beides, können vorhanden sein. Die Kopfschmerzhäufigkeit beträgt < 12 Tage/Jahr.

■ **Gehäuft episodischer Kopfschmerz vom Spannungstyp**

Wiederkehrende Kopfschmerzepisoden mit einer Dauer von Minuten bis Tagen. Der Schmerz ist typischerweise von drückender, beengender Qualität. Er erreicht eine leichte bis mäßige Intensität, ist beidseits lokalisiert und verstärkt sich nicht durch körperliche Routineaktivitäten. Es besteht keine begleitende Übelkeit. Photophobie oder Phonophobie, nicht jedoch beides, können vorhanden sein. Zahl der Kopfschmerztage ≥ 12 und < 180/Jahr für wenigstens 3 Monate.

■ **Chronischer Kopfschmerz vom Spannungstyp**

Wiederkehrende Kopfschmerzepisoden mit einer Dauer von Minuten bis Tagen. Der Schmerz ist typischerweise von drückender, beengender Qualität. Er erreicht eine leichte bis mäßige Intensität, ist beidseits lokalisiert und verstärkt sich nicht durch körperliche Routineaktivitäten. Es besteht keine begleitende Übelkeit. Photophobie oder Phonophobie, nicht jedoch beides kann vorhanden sein. Die Kopfschmerzhäufigkeit beträgt 15 Tage/Monat oder mehr für wenigstens 3 Monate.

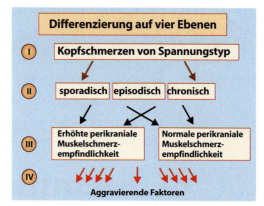

Abb. 2.1: Differenzierung des Kopfschmerzes vom Spannungstyp.

2.1	Sporadischer episodischer Kopfschmerz vom Spannungstyp
2.1.1	Assoziiert mit perikranialer Schmerzempfindlichkeit
2.1.2	Nicht assoziiert mit perikranialer Schmerzempfindlichkeit
2.2	Gehäufter episodischer Kopfschmerz vom Spannungstyp
2.2.1	Assoziiert mit perikranialer Schmerzempfindlichkeit
2.2.2	Nicht assoziiert mit perikranialer Schmerzempfindlichkeit
2.3	Chronischer Kopfschmerz vom Spannungstyp
2.3.1	Assoziiert mit perikranialer Schmerzempfindlichkeit
2.3.2	Nicht assoziiert mit perikranialer Schmerzempfindlichkeit
2.4	Wahrscheinlicher Kopfschmerz vom Spannungstyp

Tab. 2.1: Die Klassifikation des Kopfschmerzes vom Spannungstyp nach der Klassifikation der International Headache Society 2003, 2. Auflage. Es werden nach dem zeitlichen Verlauf drei Hauptgruppen unterschieden. *Sporadisch episodisch*: Zahl der Kopfschmerztage < 12/Jahr; *gehäuft episodisch*: Zahl der Kopfschmerztage ≥ 12 und < 180/Jahr für wenigstens 3 Monate; *chronisch*: Kopfschmerzhäufigkeit ≥ 15 Tage/Monat (180 Tage/Jahr) über wenigstens 3 Monate. Die Erfassung der perikranialen Schmerzempfindlichkeit erfolgt über die manuelle Palpation.

> **Kopfschmerz vom Spannungstyp**
>
> *Diagnostische Kriterien:*
> A. Kopfschmerzhäufigkeit ≥ 15 Tage/Monat (180 Tage/Jahr) über wenigstens 3 Monate hinweg.
> B. Die Kopfschmerzdauer liegt zwischen 30 Minuten und 7 Tagen
> C. Der Kopfschmerz weist mindestens zwei der folgenden Charakteristika auf:
>   1. Schmerzqualität drückend oder beengend, nicht pulsierend
>   2. Leichte bis mäßige Schmerzintensität, die zwar die Alltagsaktivität behindert, nicht aber verhindert
>   3. Beidseitige Lokalisation
>   4. Keine Verstärkung durch Treppensteigen oder sonstige vergleichbare körperliche Routineaktivität
> D. Keine Übelkeit (Appetitlosigkeit ist jedoch möglich). Photophobie oder Phonophobie, *nicht jedoch beides* kann vorhanden sein.
> E. Nicht auf eine andere Erkrankung zurückzuführen.

Tab. 2.2: Diagnostische Kriterien des Kopfschmerzes vom Spannungstyp nach der Klassifikation der International Headache Society am Beispiel der chronischem Verlaufsform 2003, 2. Auflage.

2.2. Epidemiologie

Aus den verschiedenen internationalen epidemiologischen Studien zeigt sich, dass zwischen 40 % und 90 % der Bevölkerung an episodisch auftretendem Kopfschmerz vom Spannungstyp leiden. 3 % der deutschen Bevölkerung leiden an Kopfschmerz vom Spannungstyp an mehr als der Hälfte der Tage. Der Kopfschmerz vom Spannungstyp ist mit Abstand die häufigste Kopfschmerzform und zählt zu den häufigsten Erkrankungen. Die Kopfschmerzerkrankung hat erhebliche Auswirkungen auf den Lebensablauf der Betroffenen und verursacht hohe soziale Kosten. In einer dänischen Studie wird geschätzt, dass der Arbeitszeitverlust durch die Migräne 270 Arbeitstage pro tausend Beschäftigte pro Jahr beträgt. Die entsprechende Zahl für den Kopfschmerz vom Spannungstyp ist erheblich größer, nämlich 920 Tage pro tausend Arbeitnehmer pro Jahr.

2.3. Pathophysiologie

2.3.1. Pericraniale Muskelschmerzempfindlichkeit

Es wird eine Subdifferenzierung des Kopfschmerzes vom Spannungstyp in Formen, die mit einer Störung der pericranialen Muskelschmerzempfindlichkeit und in Formen, die nicht mit einer Störung der pericranialen Muskelschmerzempfindlichkeit einhergehen, vorgenommen. Als wesentliche Voraussetzung für die Unterscheidung gibt die Klassifikation die manuelle Palpation oder die Untersuchung der Schmerzempfindlichkeit der pericraniellen Muskulatur mit einem Druckalgometer an. Darunter versteht man ein geeichtes Gerät zur mechanischen Induktion von Schmerz, z.B. mit einem Druckstempel.

2.3.2. Interaktion von peripheren und zentralen Mechanismen

Es ist davon auszugehen, dass die pathophysiologische Kette durch eine initiale Mikroläsion im Muskel, insbesondere durch eine Drosselung der muskulären Mikrozirkulation bedingt wird. Eine Mikroläsion muss nicht per se zu einem pathologischen Zustand führen, sondern kann durch Reparaturmechanismen ausgeglichen werden. Von therapeutischer Bedeutung ist, dass periphere Reparaturmechanismen in der Initialphase des klinischen Beschwerdebildes wahrscheinlich spätere sekundäre Veränderungen im Zentralnervensystem verhindern können. Dies begründet ein möglichst schnelles Eingreifen in den pathophysiologischen Mechanismus. Werden quantitativ räumlich und zeitlich übermäßig bestehende Mikroläsionen nicht eliminiert, wird eine Veränderung der Schmerzmodulation im Bereich des Rückenmarkes und des Hirns in Gang gesetzt. Die supraspinale Sensibilisierung für Schmerzreize scheint dabei die bedeutendste Bedingung für die Entwicklung eines chronischen Kopfschmerzes vom Spannungstyp zu sein (☞ Abb. 2.2).

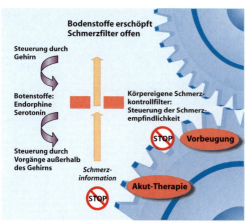

Abb. 2.2: Pathophysiologisches Modell des chronischen Kopfschmerzes vom Spannungstyp. Durch Erschöpfung antinociceptiver ZNS-Systeme entsteht zentrale Sensibilisierung für sensorischen Input der Peripherie.

> Warum es zu einer erhöhten Zahl von Mikroläsionen im Muskel kommt, kann ganz unterschiedliche Gründe haben. Ein übermäßiger muskulärer Stress durch ungünstige muskuläre Belastung aufgrund äußerer Umstände, wie z. B. ungünstige oder langandauernde Arbeitsposition, ist dabei eine Möglichkeit. Stress, Angst und andere psychische Faktoren können durch Muskelanspannung ebenso zu peripheren Mikroläsionen im Muskel beitragen oder sie gänzlich bedingen. Die Muskelkontraktion steht primär unter zentraler Kontrolle und eine unzureichende Innervation des Bewegungsapparates aufgrund fehlerhafter zentraler Ansteuerung ist Hauptbeeinflussungsquelle für die inadäquate Muskelfunktion.

Ein mehrfach reproduzierter empirischer Beleg für diese Annahme ist ein gestörtes Verhalten antinociceptiver Hirnstammreflexe bei Patienten mit chronischem Kopfschmerz vom Spannungstyp. Es kann daher angenommen werden, dass durch eine erhöhte Aktivierung aus der Peripherie, wie z. B. durch muskulären Stress oder aber durch eine erhöhte zentrale efferente Aktivität, z. B. in Form von psychischem Stress, Depressivität etc., ein erhöhter Einfluss auf die im Reflexbogen beteiligten Hirnstammstrukturen ausgeübt wird. Die Folge dieser verstärkten afferenten und efferenten Aktivierung kann eine Hemmung der inhibitorischen Hirnstammneurone sein. Diese hemmenden Hirnstammneurone sind im periaquäduktalen Grau und im Nucleus raphe magnus lokalisiert. Sie werden mit dem antinoziceptiven System in Verbindung gebracht. Eine solche permanente Aktivierung mit Hemmung der inhibitorischen Interneurone im antinoziceptiven System kann für das primäre Kopfschmerzgeschehen verantwortlich gemacht werden.

Kommen Reparaturmechanismen nicht zum Tragen oder stellen sich Kopfschmerzepisoden wiederholt in kurzen Zeitabständen ein, wird eine zunehmende Dauersensibilisierung im myofascialen Gewebe induziert. Die erhöhte Aktivierung könnte zu einer konstanten Langzeitaktivierung nociceptiver Neurone und zu einer permanenten Blockierung inhibitorischer antinociceptiver Mechanismen führen. Eine Daueraktivierung zentraler nociceptiver Neurone könnte dann die Bedingung für einen chronischen Kopfschmerz vom Spannungstyp sein. Periphere sowie zentrale sensorische als auch motorische Mechanismen könnten somit im Einzelfall mit völlig unterschiedlicher Gewichtung das chronische Kopfschmerzgeschehen bedingen.

2.3.3. Aggravierende Faktoren

Die 1. Auflage der Klassifikation der Internationalen Kopfschmerzgesellschaft zum Kopfschmerz vom Spannungstyp ermöglichte, einen aggravierenden Faktor für das Kopfschmerzgeschehen anzugeben. Neun unterschiedliche Bedingungen des Kopfschmerzes vom Spannungstyp wurden differenziert:

0. Kein ursächlicher Faktor feststellbar
1. Mehr als ein Faktor der unter 2 - 9 aufgelisteten Bedingungen (Listung in der Reihenfolge der Bedeutung)
2. Oromandibuläre Dysfunktion
3. Psycho-sozialer Stress
4. Angst
5. Depression
6. Kopfschmerz als Vorstellung oder Idee
7. Muskulärer Stress
8. Missbrauch von Medikamenten gegen Kopfschmerz vom Spannungstyp
9. Sekundäre Kopfschmerzformen

2.3. Pathophysiologie

In der zweiten Auflage werden diese neu in verschiedenen Kapiteln strukturiert, aus Gründen der Übersichtlichkeit werden die hier zusammen aufgelistet.

2.3.4. Störung der Kaufunktion (Oromandibuläre Dysfunktion)

Die Regulierung der Kiefer- und Kaubewegungen erfordert besonders eingehende und differenzierte Steuerungsvorgänge seitens des Zentralnervensystems. Bei Störungen der Kieferfunktion werden permanent Gegenregulationsmaßnahmen seitens des Zentralnervensystems erforderlich. Solche Störungen machen sich bemerkbar durch Kiefergelenkgeräusche bei Bewegungen des Kauapparates oder durch eingeschränkte Bewegungsfähigkeit der Kiefer. Auch Schmerzen bei Bewegungen des Kiefers, Zähneknirschen und permanentes starkes Zusammenbeißen der Zähne können entsprechende Störungen bedingen. Völlig offen ist, ob die Kopfschmerzen die Folge oder die Ursache solcher Fehlfunktionen sind. Werden mindestens drei Fragen mit "gelegentlich" angegeben, sind die Kriterien der oromandibulären Dysfunktion erfüllt. Im Zweifelsfall sollten immer interdisziplinäre Kooperationen mit zahnärztlichen Untersuchungen veranlasst werden. Muskuläre Hyperaktivität bei chronischem Kopfschmerz vom Spannungstyp kann Zielkondition einer Behandlung mit Botulinum-Toxin A sein (☞ Abb. 2.3-2.5).

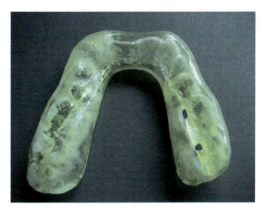

Abb. 2.4: Trotz Anpassen einer Bissschiene wird der muskuläre Stress der pericranialen Muskulatur nicht reduziert. Die angepasste Bissschiene wird nach dreiwöchiger Tragezeit regelmäßig "durchgeknirscht". Klinisch stellt sich der Patient wegen erhöhter Schmerzempfindlichkeit der pericranialen Muskulatur und eines chronischen Kopfschmerzes vom Spannungstyp vor.

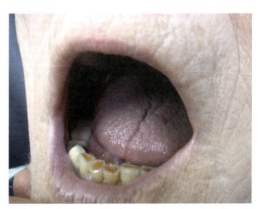

Abb. 2.5: Patient mit 20-Jahre bestehenden chronischen Kopfschmerz vom Spannungstyp. Die frontalen Zähne sind bis auf die Pulpa abgemahlen.

2.3.5. Medikamentenübergebrauch

Bestimmte Mengen von Schmerz- oder Beruhigungsmitteln können ebenfalls zu einer Störung der zentralen Steuerungsvorgänge führen.

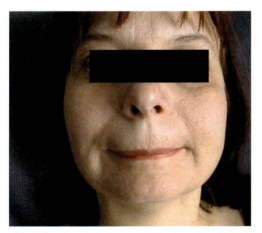

Abb. 2.3: Masseterspasmus und -hypertrophie als Ausdruck einer oromandibulären Dysfunktion mit erhöhter Schmerzempfindlichkeit der pericranialen Muskulatur als aggravierender Faktor eines chronischen Kopfschmerzes vom Spannungstyp.

> Ein Medikamentenübergebrauch ist immer dann anzunehmen, wenn die Hauptregel der medikamentösen Migräne- und Kopfschmerz vom Spannungstyp-Akuttherapie nicht beachtet wurde: Migräne oder Schmerzmittel zur Kupierung der Migräneattacke sollten maximal an 10 von 30 Tagen eingenommen werden, d.h. an 20 Tagen pro Monat muss eine Einnahmepause bestehen. Die Dosierung der Einnahme an den 10 "erlaubten" Tagen und die zeitliche Reihung, zusammenhängend oder verstreut, spielt dabei keine bedeutsame Rolle.

Die angegebenen Frequenzen dürfen nicht als individuell verbindlich angesehen werden. Bei einzelnen Patienten können bereits wesentlich geringere Einnahmehäufigkeiten mit einem chronischen Kopfschmerz vom Spannungstyp einhergehen. Dies trifft besonders zu, wenn Medikamente eingenommen werden, die in einer Tablette gleich mehrere Wirkstoffe enthalten, sogenannte Kombinationspräparate. Diese Medikamente sind besonders in der Lage, chronischen Kopfschmerz vom Spannungstyp zu unterhalten und weiter zu chronifizieren. Auch aus diesem Grunde sollten solche Kombinationspräparate prinzipiell nicht verordnet oder eingenommen werden. Darüber hinaus gibt es bis heute keinen nachvollziehbare Evidenz, dass Kombinationspräparate eine bessere klinische Wirksamkeit haben als ausreichend dosierte Monopräparate.

2.3.6. Multifaktorielle Entstehung

Der Kopfschmerz vom Spannungstyp kann eine Vielzahl unterschiedlicher ursächlicher Faktoren besitzen. Die vielfältigen Funktionen des peripheren und des zentralen Nervensystems können auf den verschiedensten Ebenen gestört oder überansprucht sein. Aus diesem Grunde ist häufig eine multifaktorielle Genese des Kopfschmerzes vom Spannungstyp anzunehmen, und es ist sehr schwer, einen einzelnen Faktor abzugrenzen.

2.3.7. Kombiniertes Auftreten mit anderen Kopfschmerzformen

50 % der Menschen, bei denen die Kriterien des Kopfschmerzes vom Spannungstyp erfüllt sind, geben an, ausschließlich nur an dieser einen Kopfschmerzform zu leiden. Bei der anderen Hälfte der Menschen bestehen zusätzlich eine oder mehrere andere Kopfschmerzformen. Bei jungen Menschen muss ganz besonders sorgfältig nach dem Vorliegen von mehreren Kopfschmerzformen gefragt werden. Die isolierte Einteilung der Betroffenen nach einer einzelnen Kopfschmerzform wird in den meisten Fällen nicht zu einem gewünschten Therapieerfolg führen, da der überwiegende Teil der Patienten an mehr als an einer Kopfschmerzerkrankung leidet, und entsprechend jede Kopfschmerzform spezifisch behandelt werden muss.

2.4. Therapie
2.4.1. Entscheidungswege

Es ist die Behandlung des chronischen und des episodischen Kopfschmerzes vom Spannungstyp zu unterscheiden. Für beide Verlaufsformen gilt, dass auf Akut-Schmerzmittel möglichst verzichtet und zunächst immer nichtmedikamentöse Maßnahmen eingeleitet werden sollten.

Dazu gehört ein genaues Verständnis über die Mechanismen des Kopfschmerzes. Im Hinblick auf die mannigfaltigen Einflussfaktoren auf den Kopfschmerz vom Spannungstyp muss ein sehr individuelles Beratungsgespräch mit dem Arzt erfolgen, um solche Bedingungen herauszuarbeiten. Die Diskussionen müssen die Themenkreise

- der bisherigen Medikation
- der bisherigen nichtmedikamentösen Behandlungsverfahren
- möglicher psychischer Einflussfaktoren und
- möglicher Begleitfaktoren, wie z.B. Schlafschwierigkeiten oder emotionale Störungen

betreffen. Prinzipiell mögliche Behandlungsverfahren bei Kopfschmerz vom Spannungstyp sind nachfolgend aufgelistet.

Episodischer Kopfschmerz vom Spannungstyp	
Ausschaltung ursächlicher Faktoren, z.B.	• psychische Störungen • muskulärer Stress • Fehlfunktion des Kauapparates etc.
Nichtmedikamentöse Therapie	• Entspannungsübungen • Ausgleichsgymnastik • Sport • Biofeedback • Wärmeanwendungen • Massagen
Medikamentöse Verfahren	• Pfefferminzöl in ethanol. Lösung • Acetysalicylsäure 500-1.000 mg • Paracetamol 500-1.000 mg • Ibuprofen 200-400 mg
Chronischer Kopfschmerz vom Spannungstyp	
Ausschaltung ursächlicher Faktoren, z.B.	• psychische Störungen • muskulärer Stress • Fehlfunktion des Kauapparates etc.
Nichtmedikamentöse Therapie	• Entspannungsübungen • Ausgleichsgymnastik • Biofeedback • Wärmeanwendungen • Massagen • Sport

Medikamentöse Verfahren	• Keine regelmäßige Einnahme von Schmerzmitteln!
	• zur Linderung:
	  - Pfefferminzöl in ethanol. Lösung
	• zur kontinuierlichen Therapie geeignet:
	  - Amitriptylin 50-100 mg
	  - Doxepin 50-100 mg
	  - Imipramin 50-100 mg
	  - Botulinum-Toxin bei kraniocervikaler Dystonie und Oromandibulärer Dysfunktion

Unwirksam oder gefährlich	• Ergotamin, Codeine, Benzodiazepine, Schmerzmittel, Koffein, Betablocker, Neuroleptika

Tab. 2.3: Therapie des Kopfschmerzes vom Spannungstyp.

2.4.2. Kontrolle des Medikamentenkonsums

Im Falle eines medikamenteninduzierten Dauerkopfschmerzes kann keine Therapie erfolgreich sein, wenn eine Medikamentenpause nicht konsequent durchgeführt wird. Eine effektive Therapie des episodischen Kopfschmerzes vom Spannungstyp kann bereits durch nichtmedikamentöse Maßnahmen gewährleistet werden. Bei schwierigen Kopfschmerzproblemen, die einer erfolgreichen Selbstbehandlung nicht unterzogen werden konnten, muss eine ausführliche Beratung über die möglichen Therapiemaßnahmen erfolgen.

- Als generelle Regel gilt, dass bei einem chronischen Kopfschmerz vom Spannungstyp eine Dauermedikation mit herkömmlichen Schmerzmitteln unter allen Umständen vermieden werden muss. Aus diesem Grunde haben nichtmedikamentöse Therapieverfahren herausragenden Stellenwert
- Dagegen ist bei episodischem Kopfschmerz vom Spannungstyp eine Schmerzmitteleinnahme vertretbar, solange diese nicht an mehr als 10 Tagen pro Monat durchgeführt wird

Viele Betroffene betreiben einen Medikamentenfehlgebrauch und deshalb ist es erforderlich, dass vor Aufnahme aufwendiger und insbesondere teurer Therapiemaßnahmen der Medikamentenkonsum kontrolliert wird.

Aus diesem Grunde muss eine konsequente Analgetikapause mit ärztlicher Unterstützung durchgeführt werden und anschließend eine Einnahme von Akutmedikation an maximal 10 Tagen pro Monat realisiert werden. Als Alternative für eine Akutmedikation bei hartnäckigen Dauerkopfschmerzen können

- Entspannungsübungen
- 10%iges Pfefferminzöl in ethanolischer Lösung

- lokale Anwendung der transkutanen elektrischen Nervenstimulation (sog. TENS)
- Wärme- oder Kälteanwendungen
- mimische Gesichtsübungen sowie
- Selbstmassagen

eingesetzt werden.

2.4.3. Verhaltensmedizinische Maßnahmen

Verhaltensmedizinische Maßnahmen sind progressive Muskelrelaxation nach Jacobson, Biofeedback, Stressbewältigungstrainings, Angst- und Depressionsbehandlung. Einzelheiten dazu können der speziellen Literatur entnommen werden.

2.4.4. Therapie bei Störung der Kaufunktion (sog. Oromandibuläre Dysfunktion)

Die Therapie bei Störung der Kaufunktion basiert auf mehreren Bausteinen:

1. Die Beratung und die Information über die pathophysiologischen Bedingungen ist die primäre Voraussetzung für eine effektive Therapie. Der Patient muss darauf aufmerksam gemacht werden, dass er auf die Kieferstellung und die Kieferbewegung aufpassen und Zähnezusammenbeißen, Knirschen etc. vermeiden soll. Eine gute Möglichkeit ist, dass der Patient sich Signale in seiner Umgebung sucht, die er als Hinweisreiz für die Aufmerksamkeit auf seinen Kauapparat wählt. Dies kann z.B. Telefonklingeln oder aber der Glockenschlag einer Uhr sein.

2. Als zweite wichtige Maßnahme sind aktive gymnastische Übungen für den Kieferbereich dem Patienten beizubringen .

3. Ist die Kiefermuskulatur sehr schmerzhaft, kann durch ein Kältespray, das auf die Kiefermuskulatur aufgesprüht wird, eine Schmerzlinderung herbeigeführt werden. Dann können die gymnastischen Übungen während der Kältespraywirkung durchgeführt werden.

4. Eine ähnliche Maßnahme kann durch eine Triggerpunktinjektion mit Lokalanästhetika erfolgen. Der Nachteil ist jedoch, dass hier ein Arzt zugegen sein muss.

5. Ein regelmäßiges Trainieren eines Muskelentspannungsverfahrens (progressive Muskelrelaxation nach Jacobson) gehört zum Standardprogramm.

6. Das Erlernen von Stressbewältigungsmaßnahmen und Selbstsicherheit wird dazu führen, dass die Rückfallgefahr reduziert wird.

7. Liegen entzündliche Gelenksveränderungen vor, kann die zeitweise Anwendung eines Schmerzmittels (nichtsteroidales Antirheumatikum) Linderung bringen. Solche Maßnahmen sollten jedoch nur für 10 bis 14 Tage durchgeführt werden.

8. Ist die oromandibuläre Fehlfunktion bereits länger chronifiziert, so kann die Therapie mit Amitriptylin, hilfreich sein.

9. Als Unterstützung der vorgenannten Maßnahmen kann zusätzlich zur Stabilisierung und Neueinstellung des Kiefers eine Aufbissschiene vom Zahnarzt angepasst werden. Um dies zu realisieren, muss eine sorgfältige Prüfung der Aufbisskontakte durchgeführt werden. Die genaue Wirkungsweise der Aufbissschienen ist nicht bekannt. Es wird diskutiert, ob durch die Aufbissschiene ein gestörter Zahnschluss normalisiert werden kann.

10. Ebenfalls hat sich die Behandlung mit Botulinum-Toxin bewährt (☞ Kap. 2.4.6.6. Botulinum-Toxin).

2.4.5. Medikamentöse Therapie des episodischen Kopfschmerzes vom Spannungstyp

2.4.5.1. Cave: Medikamentenabusus

Bei der Behandlung der *akuten Kopfschmerzepisode* ist zu berücksichtigen, dass die wenigsten Patienten einen Arzt aufsuchen und sich in aller Regel selbständig in der Apotheke ein Medikament besorgen. Die *Auswahl der Medikamente* ist jedoch wichtig, da sich bei einer ungünstigen Einnahme das Kopfschmerzproblem *verkomplizieren* kann, sich *in seiner Häufigkeit vermehrt* und sich *in der Intensität verstärkt*. Aus diesem Grunde ist es von Bedeutung, sich Gedanken zu machen, welches Medikament eingenommen werden soll.

Kombinationspräparate sind die Medikamente, die neben einem eigentlich *schmerzlindernden Wirkstoff* auch noch *andere Substanzen* beinhalten. Häufig sind dieses *beruhigende* und *muskelentspannende* oder auch *anregende Substanzen*. Dazu zählen z.B. Koffein, Barbiturate oder Codein. Diese Kombinationspräparate wurden unter der Vorstellung entwickelt, dass die Kopfschmerzformen *multifaktoriell entstehen* und entsprechend auch *multifaktoriell behandelt* werden sollten. Die meisten Medikamente der *früheren* Jahre beinhalten mehrere Wirkstoffe. Die Kombinationspräparate zeigen sich in ihrer Wirksamkeit den Präparaten mit nur einer Substanz *nicht überlegen*. Sie führen jedoch mit wesentlich größerer Wahrscheinlichkeit als die Monopräparate zu einem ganz entscheidenden Hauptproblem, nämlich dem *medikamenteninduzierten Dauerkopfschmerz*.

Aufgrund der *psychischen Wirkdimensionen* der zugefügten Kombinationspartner ist auch ein *Missbrauch* dieser Medikamente sehr häufig zu beobachten. Die Patienten nehmen dann die Medikamente zur Beruhigung oder auch zur Anregung, je nach Wirkstoff. Oft kommt es zu einer Dosissteigerung und dann zu einer häufigeren Mehreinnahme der Medikamente. Die Folge ist eine *Medikamentenabhängigkeit* und schließlich ein *medikamenteninduzierter Dauerkopfschmerz*. Aus diesem Grunde sollte vermieden werden, Kombinationspräparate zu verwenden.

Besonders wichtig beim praktischen Einsatz ist, dass die Substanzen *normalerweise nicht vom Arzt verschrieben* werden, sondern selbständig über die Apotheke besorgt werden. Eine *intensive Beratung* ist hier besonders wichtig, damit eine richtige Einnahme erfolgt. In erster Linie gehört dazu, dass eine *ausreichende Dosis* verabreicht wird.

2.4.5.2. Pfefferminzöl

In Anbetracht der Tatsache, dass 85 % der ca. 3 Milliarden Analgetika-Einzeldosierungen, die in der Bundesrepublik allein im Zuge der *Selbstmedikation* gekauft werden, gegen Kopfschmerzen eingenommen werden, ist die Suche nach *erweiterten Therapiemöglichkeiten* für dieses Alltagsleiden dringend notwendig. Die sehr häufige oder gar tägliche Einnahme von Analgetika zur Kopfschmerzkupierung verbietet sich, da eine *Potenzierung und Chronifizierung* der Kopfschmerzen die Regel ist.

Die wirksamsten Medikamente zur Schmerz- und insbesondere Kopfschmerztherapie haben ihren *Ursprung in der Natur*. Die Salicylsäure aus dem Saft der Saalweide, das Morphin aus dem Saft des Schlafmohns, die Ergotalkaloide aus dem Mutterkorn und das Capsaicin aus dem Cayenne-Pfeffer sind dafür Beispiele. Die *Pfefferminze* ist eine seit dem Altertum bekannte und bis heute in der Medizin für verschiedene Erkrankungen eingesetzte Heilpflanze. Eines der Hauptanwendungsgebiete von Pfefferminzpräparaten sind Kopfschmerzen, zu deren Therapie schon Plinius der Ältere die Anwendung von *Auflagen aus frischen Pfefferminzblättern auf die Schläfen* empfahl. Pfefferminzöl wird außerdem bei Erkrankungen des Gastrointestinaltraktes, die vermehrt mit Meteorismus, schmerzhaften Spasmen und Koliken einhergehen, angewandt. Hier ist insbesondere das Colon irritabile zu erwähnen. Weiterhin wird Pfefferminzöl *bei Schmerz- und Verspannungszuständen der Muskulatur* lokal eingesetzt.

Die Anwendung bei Kopfschmerz vom Spannungstyp erfolgt durch *großflächiges Auftragen* des Pfefferminzöls auf Stirn- und Schläfenhaut. Im *Abstand von 15 Minuten* kann die Präparation in gleicher Weise wiederholt aufgetragen werden.

Unter kontrollierten Bedingungen in Form einer randomisierten placebokontrollierten Doppelblindstudie im Messwiederholungsdesign wurden die *Wirksamkeit* und *Verträglichkeit* einer lokal applizierten Pfefferminz-Öl-Präparation bei klinischem Kopfschmerz vom Spannungstyp bestimmt. Im Vergleich zu der Gabe von Placebo ist 10 %-iges Pfefferminzöl in ethanolischer Lösung *bereits nach 15 Minuten* in der Lage, eine *signifikante Reduktion* der klinischen Kopfschmerzintensität zu erzielen. Die klinische Reduktion der Schmerzintensität setzte sich im Verlauf der Beobachtungszeit von einer Stunde *weiter fort*. Auch Paracetamol erweist sich als signifikant gegenüber Placebo wirksam. Zwischen der Wirksamkeit von 1g Paracetamol und 10 %igem Pfefferminzöl in ethanolischer Lösung besteht kein signifikanter Unterschied. Bei gleichzeitiger Gabe von 1g Paracetamol plus 10 %igem Pfefferminzöl in ethanolischer Lösung lässt sich eine *additiver Tendenz* feststellen.

> Pfefferminzöl stellt somit eine *verträgliche und kostengünstige Alternative* zu anderen medikamentösen Therapiemöglichkeiten und ist hinsichtlich Wirksamkeit und Verträglichkeit der Standardmedikation Paracetamol ebenbürtig. Pfefferminzöl ist in Deutschland als einziger Wirkstoff für die Indikation Kopfschmerz vom Spannungstyp explizit zugelassen.

2.4.5.3. Acetylsalicylsäure

Acetylsalicylsäure (Aspirin®) ist das am häufigsten beim Kopfschmerz vom Spannungstyp eingenommene Schmerzmittel. Die Substanz existiert bereits seit über 100 Jahren. Die Dosierung sollte *500 mg bis 1.000 mg* betragen. Aufgrund der besseren Verträglichkeit ist wie bei der Migräne die *Brausetablette* vorzuziehen. Darüber hinaus ist die Substanz auch als *Kautablette* erhältlich, die einen schnellen Wirkungseintritt aufweist. Diese kann auch eingenommen werden, wenn ein Wasserhahn und ein Trinkgefäß gerade nicht zur Verfügung stehen.

2.4.5.4. Paracetamol

Als Alternative zur Acetylsalicylsäure kann das Paracetamol eingenommen werden. Auch Paracetamol ist ein *gut verträgliches Schmerzmittel*, das in einer Dosis von *500 mg bis 1000 mg* verabreicht werden sollte. Paracetamol ist hinsichtlich seiner schmerzlindernden Wirksamkeit *möglicherweise nicht so wirksam wie Aspirin*.

2.4.5.5. Ibuprofen

Das Medikament Ibuprofen wird zu den sogenannten nichtsteroidalen Antirheumatika gezählt. Die schmerzlindernde Wirksamkeit ist ähnlich wie die des Aspirins. In neueren kontrollierten Studien hat sich auch Ibuprofen bei der Behandlung des Kopfschmerzes vom Spannungstyp *gegenüber Placebo hochsignifikant überlegen* gezeigt. Die Dosierung beträgt *400 mg*. Eine Überlegenheit im Vergleich zu der klinischen Wirksamkeit der Acetylsalicylsäure scheint nicht zu bestehen. In einer Studie wurde die Geschwindigkeit des Wirkungseintrittes analysiert, und es zeigte sich, dass *bereits nach 15 bis 30 Minuten ein klinisch signifikanter Effekt* durch Ibuprofen zu erzielen ist.

2.4.5.6. Naproxen

Auch Naproxen gehört zu den nichtsteroidalen Antirheumatika und führt zu ähnlichen schmerzlindernden Effekten wie das Ibuprofen. Die Substanz wird als *Naproxensalz* eingesetzt, was dazu führt, dass *eine sehr schnelle Absorption* und ein sehr schneller Wirkeintritt ermöglicht wird. Die Dosierung beträgt *500 mg*. Maximale Plasmakonzentrationen werden bereits eine Stunde nach der Einnahme registriert. In klinischen Studien zeigte sich eine *signifikante Überlegenheit von Naproxensodium gegenüber Placebo und Paracetamol* bei Kopfschmerz vom Spannungstyp. *Nebenwirkungen* können in Form von *Übelkeit, Schwindel und Müdigkeit* auftreten. Allerdings waren diese Nebenwirkungen *nur geringgradig* ausgeprägt. *Übelkeit*, *Schwäche* und *Magenbeschwerden* sind häufigere Nebenwirkungen von Naproxensodium. Bei *Langzeitanwendung* von Naproxensodium kommt es zu *gastrointestinalen Störungen*.

2.4.5.7. Besondere pharmakologische Aspekte

Die bei Kopfschmerz vom Spannungstyp im akuten Anfall eingesetzten Analgetika werden zur Gruppe der Nichtopioidanalgetika zusammengefasst, da sie keine Wirkung an den Opioidrezeptoren entfalten. Bei den Schmerzmitteln handelt es sich um pharmakologisch unterschiedliche Substanzen. Die frühere Differenzierung in periphere und zentral wirksame Analgetika sollte heute nicht mehr vorgenommen werden, da sowohl die früher als peripher eingestuften Analgetika deutliche zentrale Effekte haben, während die Opioidanalgetika ebenfalls eine Reihe von peripheren Effekten aufweisen. Die Nichtopioidanalgetika können in die Gruppe der

- nichtsteroidalen Antirheumatika (z.B. Acetylsalicylsäure)
- Anilin-Derivate (z.B. Paracetamol) und
- nichtsauren Pyrazole (z.B. Metamizol)

unterteilt werden. Zusätzlich gibt es noch weitere Nichtopioidanalgetika, die *nicht* in diese Gruppen eingeordnet werden können, wie z.B. das Flupirtin.

■ Nichtsteroidale Antirheumatika

Namensgebend bei diesen Substanzen ist die potente entzündungshemmende Wirkung. Neben der starken antiphlogistischen Wirkung bestehen darüber hinaus analgetische und antipyretische Effekte. Es wird angenommen, dass diese Effekte durch eine periphere und zentrale Hemmung der Prostaglandinsynthese erzeugt werden. Die nichtsteroidalen Antirheumatika werden sowohl nach oraler als auch nach rektaler Gabe sehr schnell resorbiert, und die Bioverfügbarkeit ist hoch.

▶ Substanzen

Zum Einsatz beim Kopfschmerz vom Spannungstyp sollten möglichst Substanzen mit schnellem Wirkungseintritt und kurzer Wirkungszeit verwendet werden. Da der Kopfschmerz vom Spannungstyp bereits nach wenigen Stunden remittiert, sind lange Wirkungszeiten in der Regel nicht von Vorteil, da eine Wiederholungsapplikation bei längeren Kopfschmerzepisoden möglich ist. Die Nebenwirkungspotenz der verschiedenen nichtsteroidalen Antirheumatika ist prinzipiell sehr ähnlich. In jedem Fall sollte eine Dauermedikation vermieden werden, und die Substanz sollten maximal an 10 Tagen im Monat eingenommen werden.

Indomethacin wird nicht zum Einsatz beim Kopfschmerz vom Spannungstyp empfohlen, da die Substanz relativ häufig selbst zentralnervöse Symptome wie Müdigkeit, Schwindel und Kopfschmerzen induziert.

▶ Nebenwirkungen

Nebenwirkungen werden seitens der nichtsteroidalen Antirheumatika insbesondere im *Magen-Darm-Trakt* erzeugt. *Übelkeit, Schmerzen* und *okkulte Blutverluste* werden relativ gut toleriert, es treten jedoch auch gravierende Nebenwirkungen wie *Ulcerationen* oder *lebensbedrohliche Blutungen* auf. Allein aus diesem Grunde sollte eine ärztliche Untersuchung bei häufigerem Gebrauch von solchen Substanzen durchgeführt werden.

Bei *chronischem Kopfschmerz vom Spannungstyp* sollten nichtsteroidale Antirheumatika *vermieden* werden, da eine tägliche kontinuierliche Einnahme in aller Regel zu einer Verfestigung und Zunahme der Kopfschmerzproblematik führt.

Die Einnahme von *Medikamenten zur Ulcusprophylaxe*, wie z.B. H_2-*Blocker* (z.B. Ranitidin 300 mg/Tag), *Pirenzepin* (100 mg/Tag) oder Prostaglandinanalogon *Misoprostol* (4 x 200 μg/Tag), ist bei Kopfschmerz vom Spannungstyp wegen der episodischen Einnahme *nicht erforderlich*, im Gegensatz zu anderen chronischen Erkrankungen, bei denen kontinuierlich nichtsteroidale Antirheumatika zur Entzündungshemmung eingenommen werden.

Weitere Nebenwirkungen der nichtsteroidalen Antirheumatika sind bei empfindlichen Personen *allergische Hautreaktionen, Thrombozytenaggregationshemmung, pseudoallergische Reaktionen mit Bronchospasmus* (Salicylatasthma) und *Störungen der Nierenfunktion*. Bei Patienten mit *Asthma, allergischer Rhinitis und Urtikaria* in der Vorgeschichte sollten die Substanzen *zurückhaltend* eingesetzt werden. Bei Einnahme von nichtsteroidalen Antirheumatika im Zusammenhang mit *Antikoagulanzien* oder mit *Antidiabetika* können aufgrund der Verdrängung aus der Plasmaeiweißbindung die Gefahren einer *Hypoglykämie* oder einer *erhöhten Blutung* resultieren. *Nicht eingesetzt* werden dürfen nichtsteroidale Antirheumatika im *dritten Trimenon* der Schwangerschaft sowie bei Patienten mit *Magen-Darm-Ulcera*. Die Acetylsalicylsäure wurde bei Kindern mit der Entwicklung eines *Reye-Syndroms* in Zusammenhang gebracht. Aus diesem Grunde sollte bei Kindern bis zu 12 Jahren, die zusätzlich aktuell an einer Virusinfektion erkrankt sind, Acetylsalicylsäure nicht eingesetzt werden.

■ Anilin-Derivate

Paracetamol gehört zur Gruppe der Anilin-Derivate und ist *das einzige derzeit in Deutschland verfügbare Medikament aus dieser Gruppe*. Die *antiphlogistische* Eigenschaft von Paracetamol ist gegenüber den nichtsteroidalen Antirheumatika wesentlich geringer. Die *analgetische* Effektivität ist mit der der nichtsteroidalen Antirheumatika vergleichbar. Die *Vorteile* von Paracetamol liegen in der *guten Verträglichkeit* und dem *Fehlen von gastrointestinalen Störungen*. Aus diesem Grund wird das Medikament *insbesondere bei Kindern und Säuglingen* eingesetzt. Die Substanz kann auch als Suppositorium oder als Saft appliziert werden. Insbesondere kommt es nicht zu Darmreizungen bei rektaler Anwendung. Bei *Überdosierung* werden *schwere Leberschäden* induziert, die *bei 10 g/ Tag bei Erwachsenen bereits tödlich* sein können. Ein weiterer Vertreter der Anilin-Derivate, das *Phenazetin*, wurde wegen *schwerer Nierenschädigung* aus dem Verkehr genommen. Ob solche Nierenschäden auch bei Paracetamol-Missbrauch über lange Jahre auftreten, ist bis heute nicht genau bekannt.

■ Nichtsaure Pyrazole

Als besonderer Wirkmechanismus der nichtsauren Pyrazole kann die *spasmolytische Wirkung* genannt werden. Darüber hinaus besteht ähnlich wie bei den nichtsteroidalen Antirheumatika eine *analgetische* und eine *antipyretische Effektivität*. Ein entzündungshemmender Effekt ist jedoch sehr geringgradig ausgeprägt. *Metamizol* war bis vor wenigen Jahren noch das am häufigsten eingesetzte Medikament aus dieser Gruppe und wurde wegen der breiten Verfügbarkeit und des geringen Preises auch beim Kopfschmerz vom Spannungstyp sehr oft benutzt. Eine *größere analgetische Wirkung* im

Vergleich zu Paracetamol und zu Acetylsalicylsäure ist belegt. Der Gebrauch von Metamizol wurde jedoch *drastisch* eingeschränkt, als bekannt wurde, dass es unter Metamizol zu *schweren Blutbildveränderungen*, insbesondere zu einer *toxischen Agranulozytose* kommen kann. Aktuelle Risikobewertungen zeigen jedoch, dass der Einsatz nicht risikobehafteter ist als der Einsatz anderer Analgetika. Als *Kontraindikationen* für den Einsatz von Metamizol gelten eine *akute hepatische Porphyrie*, eine *Pyrazolallergie* und ein *angeborener Glykose-6-Phosphatase-Dehydrogenase-Mangel*.

■ Flupirtin

Flupirtin gehört weder zur Gruppe der oben beschriebenen Medikamente noch zu den Opioidanalgetika. Es wirkt nicht über eine Hemmung der Prostaglandinsynthese und auch nicht über eine Wirkung auf die Opioidrezeptoren. Aus diesem Grunde bestehen auch nicht die entsprechenden Nebenwirkungen der auf diese Systeme wirkenden Substanzen. Es wird *vermutet*, dass die Effektivität der Substanz über eine *GABA-agonistische Wirkung* und *einen NMDA-antagonistischen Effekt* zustande kommen könnte. Eine Besonderheit von Flupirtin ist die *muskelrelaxierende Wirkung*, die in der Größenordnung von Tetrazepam, Diazepam und Baclofen liegen soll. Die Wirksamkeit von Flupirtin in der Therapie des Kopfschmerzes vom Spannungstyp ist durch eine kontrollierte Studie belegt.

Unter Flupirtin können gelegentlich *Müdigkeit, Schwindel, Übelkeit, Magenbeschwerden, Verstopfung* und *Durchfall* auftreten. Seltene Nebenwirkungen sind *Schwitzen, Mundtrockenheit, Hautreaktionen* und *Sehstörungen*. Die Nebenwirkungen sind *dosisabhängig* und in vielen Fällen verschwinden sie im Verlaufe der weiteren Behandlung. Selten wird auch ein *Anstieg der Leberenzyme* (Transaminasen) beobachtet.

■ Opioidanalgetika

Opioidanalgetika werden beim Kopfschmerz vom Spannungstyp *generell nicht empfohlen*, da diese bei dem chronischen Leiden langdauernd immer wieder eingenommen werden müssten. Die *Abhängigkeitsproblematik* dieser Substanzen verbietet einen Dauergebrauch nach Bedarf.

Darüber hinaus liegen bis heute *keine kontrollierten Studien* zum Einsatz von niedrig- oder hochpotenten Opioiden beim Kopfschmerz vom Spannungstyp vor. Auch die *Kombination* von Opioidanalgetika, wie z.B. Codein, mit Nichtopioidanalgetika sollte vermieden werden, da auch eine Wirkverbesserung bis heute durch solche Zusätze nicht belegt ist.

■ Psychotrope Substanzen

Beim Kopfschmerz vom Spannungstyp wird häufig auch eine Reihe von *psycho-* und *neurotropen Substanzen* eingesetzt. Dazu gehören insbesondere die

- Muskelrelaxanzien und
- Benzodiazepine

Das Rationale für den Einsatz solcher Medikamente ist in der Annahme begründet, dass der Kopfschmerz vom Spannungstyp durch eine *erhöhte Muskelanspannung* bedingt ist. In klinischen Studien konnte *keine Effektivität* dieser Substanzen beim Kopfschmerz vom Spannungstyp aufgezeigt werden. Medikamente, wie z.B. Baclofen, Benzodiazepam, Tizanidin oder Dantrolen, sollten deshalb beim Kopfschmerz vom Spannungstyp nicht verwendet werden. Auch sollten solche Substanzen nicht in Kombination mit Analgetika eingesetzt werden, da hierdurch die Gefahr der Chronifizierung erheblich ansteigt.

■ Kombinationspräparate

Nach wie vor existiert eine Vielzahl von *Kombinationspräparaten*, die durch Selbstmedikation von den Patienten beim Kopfschmerz vom Spannungstyp eingenommen werden oder die ärztlicherseits rezeptiert werden. Die wissenschaftliche Datenlage für die Begründung solcher Kombinationen ist *außerordentlich enttäuschend*. Eine erhöhte Wirksamkeit lässt sich durch solche Kombinationen *nicht* nachweisen. Auch die Annahme, dass Nebenwirkungen durch Kombinationen verringert werden können, indem die Kombinationspartner niedriger dosiert werden, lässt sich nicht bestätigen. Das Argument, dass sich die *Compliance* des Patienten durch ein Kombinationspräparat verbessert, weil dann nur noch ein Präparat anstatt zwei oder drei Präparate eingenommen werden, ist ebenfalls wenig überzeugend. Die Compliance steigt mit der Qualität der Arzt-Patienten-Interaktion und der Intensität der Beratung, nicht jedoch mit der Anzahl der einzunehmenden Medikamente.

Bei Einnahme von Kombinationspräparaten kann bei Auftreten von möglichen *Nebenwirkungen* nicht gesagt werden, *welcher Kombinationspartner diese Nebenwirkung induziert*. Darüber hinaus besteht die Problematik, dass durch den *Zusatz von neurotropen und psychotropen Substanzen* ein erhöhtes Risiko für *Abhängigkeit* gegeben ist. Die Konsequenz einer *erhöhten Einnahme* kann dann die Generierung eines *medikamenteninduzierten Kopfschmerzes* sein mit der Folge, dass Dosissteigerung und Einnahmehäufigkeit zur vermeintlichen Kopfschmerzbekämpfung noch zusätzlich zunehmen können.

Damit ergibt sich genau das Gegenteil dessen, was eigentlich als Begründung für den Einsatz von Kombinationspräparaten immer wieder genannt wird: nicht die Einsparung, sondern die *Zunahme des Medikamentenkonsums*.

Wesentlich effektiver als die Addition von Kombinationspartnern ist die *ausreichende Dosierung einer einzelnen Wirksubstanz*.

■ Pfefferminzöl

Die Hauptbestandteile (50 %-86 %) des Öls der Pflanze *Mentha piperita* sind *Menthol* und *Menthon*. Weiterhin ist eine Reihe anderer organischer Substanzen in niedrigerer Konzentration enthalten, die bei der pharmakologischen Wirkung von Pfefferminzöl eine untergeordnete Rolle spielen. Zur Kopfschmerztherapie wird das Öl traditionell *extern auf die schmerzhaften Areale* aufgetragen. Über die *Resorptionszeit* von Pfefferminzöl durch die intakte Haut findet man in der Literatur stark variierende Angaben, die zwischen *wenigen Minuten und zwei Stunden* liegen. Bei Läsionen im Bereich der Haut erfolgt die Resorption jedoch wesentlich schneller. Als *Nebenwirkung* der lokalen Anwendung von Menthol sind *allergische Reaktionen* (Typ IV-Reaktion) der Haut beschrieben worden. Das Risiko einer Sensibilisierung gilt jedoch als gering. Allgemein wird die *Toxizität* von Menthol als *sehr gering* eingestuft. Über die systemischen Wirkungen von Pfefferminzöl bzw. seiner Hauptbestandteile Menthol und Menthon ist wenig bekannt. Der *first-pass Metabolismus in der Leber ist hoch*, für Menthol ist ein *enterohepatischer Kreislauf* beschrieben. Die inaktivierten Metaboliten werden jedoch größtenteils *über die Niere eliminiert*.

2.4.6. Medikamentöse Therapie des chronischen Kopfschmerzes vom Spannungstyp

2.4.6.1. Rationale und Indikationsstellung

Bei sehr häufig oder gar täglich auftretendem Kopfschmerz vom Spannungstyp sollte unter allen Umständen die *kontinuierliche Einnahme von Schmerzmitteln vermieden* werden, da es dann mit größter Wahrscheinlichkeit zu einer Verschlechterung des Kopfschmerzleidens mit häufigeren Attacken und stärkeren Kopfschmerzintensitäten kommt. Deshalb sind gerade beim chronischen Kopfschmerz vom Spannungstyp *nichtmedikamentöse Maßnahmen* primär einzusetzen.

Neben den nichtmedikamentösen Maßnahmen kann auch eine *medikamentöse Therapie* bei chronischem Kopfschmerz vom Spannungstyp wirkungsvoll sein. Eine solche Behandlung ist immer dann zu überlegen, wenn der Kopfschmerz vom Spannungstyp

- an mindestens 15 Tagen pro Monat besteht

also ein *chronischer* Kopfschmerz vom Spannungstyp vorliegt. Auch *bei Überschreiten der maximalen Einnahmehäufigkeit von Akutmedikation* mit einer größeren Einnahmefrequenz als

- an 10 Tagen pro Monat

ist die Indikation für eine kontinuierliche medikamentöse Therapie des Kopfschmerzes vom Spannungstyp gegeben.

Die wissenschaftliche Datenlage zur medikamentösen Therapie beim chronischen Kopfschmerz vom Spannungstyp ist weit weniger umfangreich als die wissenschaftlichen Untersuchungen zur medikamentösen Prophylaxe der Migräne. Eine Reihe von verschiedenen Substanzgruppen wurden beim chronischen Kopfschmerz vom Spannungstyp untersucht, insbesondere

- trizyklische Antidepressiva
- nichtsteroidale Antirheumatika
- Muskelrelaxanzien und
- Neuroleptika

Moderne Studien zur Prophylaxe des Kopfschmerzes vom Spannungstyp liegen kaum vor, und die heutigen Therapiestrategien basieren weitestgehend auf *Studien der 60er und 70er Jahre*, bei denen die Klassifikation der Internationalen Kopfschmerzgesellschaft *noch nicht* vorlag und auch die Studiendesigns *nicht* den heutigen Ansprüchen genügten.

2.4.6.2. Nichtselektive 5-HT-reuptake-Hemmer

Als prophylaktische Medikation der *ersten Wahl* bei chronischem Kopfschmerz vom Spannungstyp werden die trizyklischen Antidepressiva aufgrund des 5-HT-reuptake-hemmenden Mechanismus angesehen. Bei der Auswahl der Medikamente geht man in der Reihenfolge

- Amitriptylin
- Doxepin
- Imipramin
- Nortriptylin und
- Desipramin

vor. Die Reihenfolge ergibt sich aufgrund der verfügbaren Studien. *Amitriptylin* ist das weltweit am häufigsten eingesetzte und am besten untersuchte Medikament in der Prophylaxe des chronischen Kopfschmerzes vom Spannungstyp. Therapieempfehlungen raten allgemein von der täglichen Einnahme von Analgetika bei chronischen Kopfschmerz vom Spannungstyp zur Kopfschmerzkupierung wegen der Nebenwirkungen ab, insbesondere wegen der Gefahr der weiteren Chronifizierung und Potenzierung des Kopfschmerzleidens.

Amitriptylin, Nortriptylin und Doxepin besitzen im Gegensatz zu Imipramin und Desipramin *einen größeren Effekt auf die Inhibition der Serotoninwiederaufnahme*. Imipramin und Desipramin weisen dagegen eine größere Wirkung *in der Hemmung der Wiederaufnahme von Norepinephrin* auf. Gemeinsam ist allen Substanzen, dass sie zudem *anticholinerge Wirkungen* besitzen. Während Amitriptylin leicht sedierend wirkt, wird Imipramin eine stimulierende Wirkung zugesprochen.

> Der wesentliche Grund für die Einnahme von trizyklischen Antidepressiva zur Prophylaxe des Kopfschmerzes vom Spannungstyp besteht darin, dass diese Medikamente über lange Zeit ohne gravierende Nebenwirkungen eingesetzt werden können.

Insbesondere zeigt sich bei Langzeiteinnahme eine *Reduktion* und nicht eine Zunahme der Kopfschmerzproblematik wie bei übermäßiger Einnahme von Akutmedikation in Form von Analgetika. Auch zeigen sich keine *Gewöhnungs- und Abhängigkeitseffekte* bei den trizyklischen Antidepressiva im Gegensatz zu anderen psychotropen Substanzen, insbesondere den Benzodiazepinen oder den Amphetaminen. Die fehlende Gewöhnungspotenz wird auf die nicht bestehende Wiederaufnahmehemmung von Dopamin zurückgeführt. Medikamente wie z.B. Amphetamin oder Kokain sind potente Hemmer der Wiederaufnahme von Dopamin, zeigen eine starke Gewöhnungsgefahr sowie euphorisierende und stimulierende Effekte.

Zum Wirkmechanismus der Amitriptylintherapie bei chronischem Kopfschmerz vom Spannungstyp werden verschiedene Hypothesen diskutiert. Es besteht weitgehend Konsens, dass der *antidepressive Effekt* dieser Substanz für den therapeutischen Effekt *nicht verantwortlich* ist, da eine signifikante Korrelation zwischen der analgetischen Effektivität und den Depressivitätsparametern nicht besteht. Auch der *Dexamethasonsuppressionstest*, der bei Patienten mit endogener Depression abnormale Werte aufweisen kann, zeigt bei Patienten mit chronischem Kopfschmerz vom Spannungstyp *Normalwerte*.

Frühere Studien gingen zunächst von einem *peripheren Wirkansatz* aus. Unter der Annahme, dass der chronische Kopfschmerz vom Spannungstyp durch eine Minderdurchblutung von pericranialen Muskeln entsteht, wurde angenommen, dass der Effekt durch eine *Vasodilatation* in verspannten Kopfmuskeln bedingt wird. Rolf et al. fanden eine reduzierte Konzentration von Serotonin in den Thrombozyten bei Patienten mit chronischem Kopfschmerz vom Spannungstyp und nahmen einen *defekten Serotoninmetabolismus* bei dieser Kopfschmerzerkrankung an. Boiardi et al. zeigten bei Migränepatienten, dass die *Konzentration von Serotonin in den Thrombozyten* nach vierwöchiger Gabe von *Amitriptylin* signifikant *reduziert* wird, während die Met-Enkephalin-Konzentration durch Amitriptylin, nicht jedoch durch Clomipramin, signifikant erhöht wird.

Spätere Studien beziehen die Effektivität auf *Wirkungen im zentralen Nervensystem*. Durch den *serotoninpotenzierenden* Effekt des reuptake-Hemmers sollen deszendierende antinociceptive Hirnstammsysteme aktiviert werden. Es wurde jedoch gezeigt, dass Substanzen wie Cimetidin, Clomipramin oder Trazodon, die ebenfalls serotoninerge Effekte im ZNS ausüben, *keine analgetische Wirkung* bei postherpetischer Neuralgie, im Gegensatz zu Amitriptylin, haben. Es wird deshalb postuliert, dass die klinischen Effekte von den serotoninergen Mechanismen *unabhängig* sind. Einige Autoren nehmen einen *direkten analgetischen Effekt* von Amitriptylin an.

Weitere Daten weisen auf eine *Potenzierung der endogenen Opioidanalgesie* hin. Diese soll durch Blockierung der Serotoninaufnahme im ZNS mit verstärkter serotoninerger Aktivität an *spinalen Endigungen* des durch endogene Opioide modulierten antinociceptiven Systems erreicht werden. Es wurde auch gezeigt, dass Amitriptylin bei Katzen die segmentale und periventrikuläre Hemmung von Neuronen des Nucleus caudalis verstärkt und dadurch die übermäßige Aktivierung von *wide dynamic range* -Neuronen verhindert.

Die Nebenwirkungen einer Amitriptylintherapie, wie etwa Sedierung, könnten eine sehr einfache Erklärung für die klinische Wirkung darstellen. Ein Placebo, ohne entsprechende Nebenwirkungen, wäre dann kein adäquates Kontrollmedium. Allerdings wird diese Annahme durch den zeitlichen Verlauf der Amitriptylinwirkung entkräftet: Die Nebenwirkungen treten bereits in der ersten Woche auf und bleiben während der gesamten Behandlungszeit konstant. Im Gegensatz dazu tritt die klinische Wirkung erst nach der dritten Woche auf und nimmt bei konstanter Nebenwirkungsrate weiter zu.

Eine Reihe weiterer pharmakologischer Wirkmechanismen ist bekannt. So zeigt sich unter chronischer Gabe von trizyklischen Antidepressiva eine Reduktion der Anzahl der β-adrenergen Bindungsstellen und entsprechend eine Abnahme der Wirkung von β-adrenergen Substanzen. Ebenfalls finden sich eine Desensibilisierung der präsynaptischen $α_2$-Adrenorezeptoren und eine erhöhte neuronale Ansprechbarkeit für $α_1$-adrenerge Agonisten. Während die Anzahl der 5-HT_2-Rezeptoren durch die Therapie mit trizyklischen Antidepressiva abzunehmen scheint, steigt die Empfindlichkeit für Serotonin an. Darüber hinaus zeigt sich ein antagonistischer Effekt auf H_1- und H_2-Rezeptoren sowie auf α-Adrenorezeptoren und cholinerge Rezeptoren.

Zusammenfassend zeigen die Ergebnisse, dass Amitriptylin die klinische Ausprägung von chronischem Kopfschmerz vom Spannungstyp signifikant reduzieren kann, auch wenn das Kopfschmerzleiden schon seit langem besteht und viele vergebliche Therapieversuche durchgeführt worden sind. Die klinische Wirkung wird wahrscheinlich durch sensorische und nicht durch muskuläre Mechanismen bedingt.

2.4.6.3. Selektive 5-HT-reuptake-Hemmer (SSRI)

Anfang der 90er Jahre wurden *modernere selektiv wirkende, nicht trizyklische Antidepressiva* eingeführt. Diese haben eine besondere Wirkung auf *Serotonin-Subrezeptoren.* Verfügbar sind *Paroxetin, Citalopram, Venlafaxin, Sertralin, Fluoxetin, Fluvoxamin, Trazodon und Ketanserin.* Fluoxetin und Fluvoxamin haben eine hohe selektive Wirkung für das *serotoninerge System,* insbesondere den 5-HT_2-Rezeptor. Trazodon wirkt dagegen *alpha-adrenolytisch* und zeigt *agonistische Wirkungen an Serotonin- und Histaminrezeptoren.* Ketanserin ist u.a. ein *selektiver 5-HT_2-Antagonist.* Allerdings zeigen klinische Untersuchungen, in denen diese selektiven Serotonin-Wiederaufnahmehemmer eingesetzt wurden, *keine überzeugende Wirkung in der Prophylaxe des Kopfschmerzes vom Spannungstyp.* Trotz Einführung dieser modernen Antidepressiva gilt nach wie vor Amitriptylin als Medikament der ersten Wahl. Studien, die eine Überlegenheit der selektiven Antidepressiva gegenüber den trizyklischen Antidepressiva belegen würden, sind derzeit nicht bekannt.

2.4.6.4. Nichtsteroidale Antirheumatika

Gelegentlich werden *nichtsteroidale Antirheumatika* bei chronischem Kopfschmerz vom Spannungstyp zur Kopfschmerzprophylaxe eingesetzt. Insbesondere werden dabei Substanzen mit langer Halbwertszeit verwendet. Kontrollierte Untersuchungen zum Einsatz solcher Substanzen liegen nicht vor. Es muss jedoch angenommen werden, dass die langzeitige Einnahme von nichtsteroidalen Antirheumatika zu einer *Verschlimmerung und Chronifizierung des Kopfschmerzleidens* im Sinne eines medikamenteninduzierten Kopfschmerzes beiträgt. Darüber hinaus ist die *Verträglichkeit dieser Substanzen bei regelmäßiger Einnahme* problematisch. Aus diesem Grunde sollten nichtsteroidale Antirheumatika zur Prophylaxe des Kopfschmerzes vom Spannungstyp *nicht* verwendet werden.

2.4.6.5. Muskelrelaxanzien

Substanzen mit *muskelrelaxierender Wirkung* werden aufgrund der Symptompräsentation der Patienten mit schmerzhafter, verspannter Muskulatur nach wie vor häufig eingesetzt. Eine überzeugende Wirkung konnte in den wenigen Studien, die zum Einsatz dieser Substanzen vorliegen, nicht gezeigt werden. Aufgrund der *zentralen Nebenwirkungen* mit Müdigkeit und Abhängigkeitsproblematik sollten bei einem chronischen Leiden wie dem Kopfschmerz vom Spannungstyp solche Substanzen *vermieden* werden.

2.4.6.6. Botulinumtoxin

Bei oromandibulärer Dysfunktion und bei muskulärem Stress, z.B. bei craniozervikaler Dystonie, Masseterspasmus, Bruxismus etc. kann der Einsatz von Botulinumtoxin durch erfahrene Anwender erwogen werden (☞ Abb. 2.6-2.9). Einzelheiten dazu ☞ auch Kap. 1.7.4.15. Botulinumtoxin im Migränekapitel.

Die zervikale Dystonie äußert sich klinisch in Form von unfreiwilligen Muskelkontraktionen von Halsmuskeln, welche zu abnormen Hals und Kopfbewegungen und -positionen führen die häufig mit Schmerzen verbunden sind. Die Schmerzlinderung kann sich dabei auch bereits vor der Verbesserung der unfreiwilligen Muskelkontraktionen von Halsmuskeln einstellen. Widersprüchliche Befunde bestehen zur Dosisabhängigkeit der Schmerzlinderung, es wird eine Dosiskorrelation beschrieben, allerdings findet sich ein einer weiteren Studie kein signifikanter Zusammenhang. Die größte Zahl an klinischen Studien liegt für den Kopfschmerz vom Spannungstyp vor. Erste Studien wählten ein standardisiertes Design mit festgelegten Injektionsstellen und relativ niedrigen Dosierungen. Eine individuelle Auswahl von Triggerpunkten erfolgte aus Standardisierungsgründen nicht. In der Regel wurden nur Patienten mit therapierefraktären langjährigen Verläufen in die Studien aufgenommen. Als Folge konnte eine signifikante Wirksamkeit von BTX-A in diesen Studien nicht festgestellt werden. Auf diesen Erfahrungen aufbauende Studien zeigen eine signifikante klinische Wirksamkeit von BTX-A. Auch in der Langzeitanwendung über 15 Monate zeigt sich ein anhaltender Effekt. Dabei ist von Bedeutsamkeit, dass sich bei den Wiederholungsinjektionen ein treppenförmiger Therapieeffekt einstellt und bei jeder Injektion der konsekutive Therapieeffekt auf dem vorhergehend erzielten Effekt aufbaut.

Bedeutsames Ergebnis bisheriger Erfahrungen mit BTX-A in der Schmerztherapie ist, dass die Injektion am Ort des Schmerzes oder der Triggerpunkte erfolgen sollte, nicht jedoch standardisiert. So wie bei der Behandlung von Dystonien die Injektion gezielt in den betroffenen Muskel erfolgt, muss dies auch bei der Behandlung von Schmerzen geschehen. Ein mangelnder Therapieeffekt von BTX-A beim Torticollis spasmodicus bei einem bilateralen standardisierten Injektionsschema würde nicht verwundern - gleiches gilt für die Behandlung des Kopfschmerzes vom Spannungstyp. Dieser entscheidende Punkt sollte bei der offenen Anwendung aufgrund der vorliegenden Erfahrung beachtet werden. Auch die Injektion hoher Dosen führt nicht zu einer Wirksamkeit, wenn der Wirkstoff in pathophysiologisch nicht beteiligte Muskelareale injiziert wird. Hervorzuheben ist auch, dass eine besonders gute Wirksamkeit zu resultieren scheint, wenn sowohl eine Migräne als auch ein Kopfschmerz vom Spannungstyp besteht. Bei den meisten Studien wurde entweder das eine oder das andere Krankheitsbild behandelt. Die vorgenannten Punkte erklären die unterschiedlichen Ergebnisse vieler Studien und sollten bei deren Bewertung berücksichtigt werden.

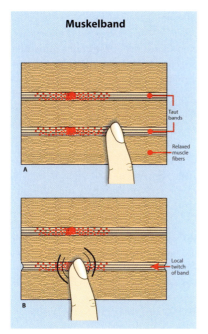

Abb. 2.6: Strukturelle Präsentation muskulärer Triggerpunkte.

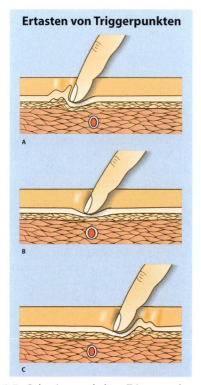

Abb. 2.7: Palpation muskulärer Triggerpunkte.

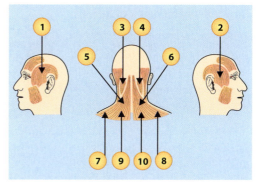

Abb. 2.8: Häufige Lokalisationen muskulärer Triggerpunkte bei Kopfschmerz vom Spannungstyp.

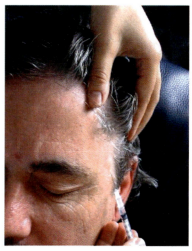

Abb. 2.9: Injektion von Botulinumtoxin A in den M. temporalis bei oromandibulärer Dysfunktion mit Hyperaktivität und Hypertrophie des M. temporalis und M. masseter.

2.4.6.7. Verschiedene andere Substanzen

Aufgrund der Hartnäckigkeit des chronischen Kopfschmerzes vom Spannungstyp wurde eine Reihe weiterer Substanzen in der Therapie dieses Kopfschmerzleidens analysiert. Dazu zählen Betablocker, Antiepileptika, Barbiturate, Methysergid u.v.a.. Ein Nachweis einer Wirksamkeit und insbesondere einer Langzeitverträglichkeit konnte durch keine dieser Untersuchungen geführt werden. Aus diesem Grunde sind die beschriebenen Substanzen *nicht* zum Einsatz in der Prophylaxe des chronischen Kopfschmerzes vom Spannungstyp angezeigt.

2.4.7. Praktisches Vorgehen

> Aufgrund der wissenschaftlichen Datenlage kann derzeit als Mittel der ersten Wahl das Amitriptylin-HCl zur Prophylaxe des Kopfschmerzes vom Spannungstyp empfohlen werden.

Voraussetzung für den Einsatz ist, dass der Patient genau über seine Diagnose aufgeklärt worden ist, und er das Rationale für die Langzeittherapie verstanden hat. Für dieses Beratungsgespräch sind *mindestens 30 Minuten* zu veranschlagen. Wird diese Zeit nicht genommen und versteht der Patient den Hintergrund nicht, wird er aufgrund der Nebenwirkungen der Substanz nach wenigen Tagen die Einnahme abbrechen. Ein Therapieeffekt kann dann nicht erzielt werden. Dies ist insbesondere von Relevanz, da im *Beipackzettel* die Indikation Kopfschmerz vom Spannungstyp nach wie vor *nicht explizit ausgewiesen* ist. Die Patienten können bei mangelnder Beratung den Eindruck gewinnen, dass sich der Arzt bei der Verschreibung des Medikamentes *geirrt* hat und der Arzt überhaupt nicht nachvollzogen hat, warum der Patient ihn konsultiert hat. Im Gegenteil gewinnt der Patient den Eindruck, dass *die beschriebenen Indikationen* wie Depression, Angst oder Zwangskrankheiten die Bestätigung sind, dass der Arzt dem Patienten überhaupt nicht zugehört und wenn doch, ihn völlig missverstanden hat.

Der Patient muss deshalb eine Erklärung bekommen, wieso die Substanz bei ihm eingesetzt wird und welche Wirkungsweise zu einer Verbesserung des Kopfschmerzes vom Spannungstyp führen soll. Insbesondere sollte der Patient darauf aufmerksam gemacht werden, dass dieses Wissen nicht im Beipackzettel wiederzufinden ist, weil es sich um ein lange bekanntes Medikament handelt, so dass bei der Abfassung des Beipackzettels dieses Wissen noch nicht verfügbar war.

In der Regel beginnt man mit einer *Dosis von 25 mg Amitriptylin*, die der Patient zum Schlafengehen einnimmt. Bei *guter Verträglichkeit* erhöht man diese Dosis nach einer Woche auf *50 mg*. Auch hier reicht die einmalige Gabe am Abend zum Schlafengehen. Wird auch diese Dosis ohne Probleme vertragen, kann man in der dritten Woche auf *75 mg* zur Nacht aufdosieren. Bestehen Unverträglichkeiten in Form von Müdigkeit oder Schwindel, bleibt man bei der jeweiligen Dosis, die *gerade noch toleriert* wird. Der Patient muss darauf aufmerksam gemacht werden, dass in der Initialphase *nur Nebenwirkungen* auftreten und der *therapeutische Effekt* sich erst *nach zwei bis drei Wochen* einstellt. Wenn *nach acht Wochen* Therapiedauer kein therapeutischer Effekt durch den Patienten angegeben wird, sollte auf ein *Antidepressivum der zweiten Wahl* übergegangen werden, insbesondere zunächst das Doxepin oder das Imipramin.

Als Nebenwirkungen der trizyklischen Antidepressiva werden von dem Patienten in erster Linie Mundtrockenheit, Müdigkeit, Schwindel, Obstipation, Harnverhalten, Erregungszustände, Schlafprobleme und Gewichtszunahme angegeben. Die Patienten sollten genauestens darauf aufmerksam gemacht werden. Bei einer sorgfältigen langsamen Eindosierung sollten unerträgliche Nebenwirkungen weitestgehend vermieden werden. Es besteht *keine* Notwendigkeit für eine forcierte Hochdosierung, in aller Regel wird dadurch die Compliance des Patienten zunichte gemacht. Schwerwiegende Nebenwirkungen können in Einzelfällen kardiale Arrhythmien und andere Erregungsleitungsstörungen, Glaukom sowie Harnverhalt sein. Aus diesem Grunde sollten die Kontraindikationen, insbesondere ein Engwinkelglaukom, Prostataadenom, Schwangerschaft und Stillen streng beachtet werden. Bei Patienten über dem 60. Lebensjahr sollte aufgrund der kardialen Nebenwirkungen von Amitriptylin bevorzugt das Doxepin eingesetzt werden, das hinsichtlich der kardialen Nebenwirkungen weniger problematisch ist. Für den therapeutischen Effekt kommt es weniger auf die absolute Dosis an, als vielmehr auf die kontinuierliche, zuverlässige Einnahme.

Die Dosen zur effektiven Therapie des chronischen Kopfschmerzes vom Spannungstyp liegen deutlich unter denen, die bei der endogenen Depression eingesetzt werden. In der Regel sollten *Dosen von mehr als 75 mg Amitriptylin pro Tag nicht* eingesetzt werden. Gleiches gilt für Doxepin. Auswertungen von Studienergebnissen zeigen, dass nicht erwartet werden darf, dass es bei einer Mehrzahl der mit medikamentöser Monotherapie behandelten Patienten zu einem kompletten Sistieren des chronischen Kopfschmerzes vom Spannungstyp kommt. Vielmehr wird nur eine *zeitweise Linderung* herbeigeführt. Aus diesem Grunde darf die Amitriptylin-Therapie *nicht allein* eingesetzt werden, sondern sollte immer nur als ein möglicher Baustein innerhalb eines Gesamtkonzeptes einer *mehrfaktoriellen Therapie* durchgeführt werden. Entsprechend müssen weitere *nichtmedikamentöse Maßnahmen* angeboten werden.

Die Therapie sollte von Anfang an *zeitlich begrenzt* sein. Dem Patienten sollte mitgeteilt werden, dass bei mangelnder Effektivität nach acht Wochen ein Absetzen erfolgt. Ist eine ausreichende Wirkung zu verspüren, dann wird mindestens ein halbes Jahr bis maximal neun Monate weitertherapiert. Anschließend wird die Medikation wieder *im selben Schema rückwärts ausgeschlichen*, in dem sie initial eingeschlichen worden ist. Sollte nach Absetzen der Therapie nach der sechs- bis neunmonatigen Phase wieder eine Verschlechterung des Leidens auftreten, kann eine *Erhaltungsdosis von 10 mg bis 25 mg* zur Nacht weitergeführt werden.

Ein wesentlicher Punkt ist, dass eine *klare Struktur* in die Medikation des Patienten gebracht wird. Gerade bei chronischem Kopfschmerz vom Spannungstyp wird von den Patienten eine Vielzahl verschiedenartiger Medikamente eingenommen. Da zudem häufig ein Arztwechsel von dem Patienten vorgenommen wird, kann die Folge sein, dass der Patient sieben bis acht verschiedene Substanzen schon einnimmt und dann beim nächsten Arztbesuch eine weitere verschrieben bekommt. Aus diesem Grunde muss mit dem Patienten eingehendst besprochen werden, *welche Substanzen abzusetzen* sind und wie die weitere Therapie strategisch geplant wird. In aller Regel sollte versucht werden, *mit einem Medikament* auszukommen. Die Übersicht kann durch die meisten Patienten nicht aufrechterhalten werden, wenn mehrere Substanzen rezeptiert werden, Nebenwirkungen können nicht kontrolliert werden, und ein positiver therapeutischer Effekt wird so von Anfang an nicht ermöglicht.

Clusterkopfschmerz

3. Clusterkopfschmerz

3.1. Definition

Der Clusterkopfschmerz ist durch schwere, einseitige orbitale, supraorbitale und/oder temporale Schmerzattacken von 30-180 Minuten Dauer gekennzeichnet. Die Attacken treten mit einer Häufigkeit von einer Attacke jeden zweiten Tag bis zu fünf Attacken pro Tag auf. Die Schmerzen werden ipsilateral durch mindestens eines der folgenden Symptome begleitet: konjunktivale Injektion, Lakrimation, Kongestion der Nase, Rhinorrhö, vermehrtes Schwitzen im Bereich von Stirn und Gesicht, Miosis, Ptosis oder Lidödem. Die Attacken treten periodisch gehäuft auf; man spricht von einem Cluster (*cluster* [englisch]: Haufen). Zwischengeschaltet sind Remissionszeiten unterschiedlicher Dauer.

Der *episodische Clusterkopfschmerz* tritt in Perioden von 7 Tagen bis zu einem Jahr Länge auf. Remissionsphasen von mindestens 1 Monat Dauer sind zwischengeschaltet. Beim chronischen Clusterkopfschmerz treten die Attacken über einen Zeitraum von mehr als einem Jahr ohne Remission bzw. mit Remissionsphasen von weniger als 1 Monat Dauer auf.

Bei etwa 10-15 % der Patienten ist der Verlauf chronisch. In einer großen Serie von Nachuntersuchungen konnte gezeigt werden, dass 13 % der Patienten lediglich eine einzige Periode durchlaufen.

3.1	Clusterkopfschmerz
3.1.1	Episodischer Clusterkopfschmerz
3.1.2	Chronischer Clusterkopfschmerz
3.2	Paroxysmale Hemikranie
3.2.1	Episodische paroxysmale Hemikranie
3.2.2	Chronische paroxysmale Hemikranie
3.3	Short-lasting unilateral neuralgiform headache with conjunctival injection and tearing (SUNCT)
3.4	Wahrscheinliche trigemino-autonome Kopfschmerzerkrankung

Tab. 3.1: Die Klassifikation der Clusterkopfschmerzen und anderer trigemino-autonomer Kopfschmerzerkrankungen nach der Klassifikation der International Headache Society 2003, 2. Auflage.

3.2. Epidemiologie

Das mittlere Erstauftretensalter des Clusterkopfschmerzes beträgt 28 bis 30 Jahre. Allerdings lässt sich der Clusterkopfschmerz auch in deutlich späteren Lebensjahren erstmals beobachten. Bei Kindern und Jugendlichen findet sich der Clusterkopfschmerz dagegen so gut wie nie.

Die Inzidenz des Clusterkopfschmerzes beträgt 15,6 auf 100.000 Personen pro Jahr für Männer und 4,0 auf 100.000 Personen pro Jahr für Frauen.

Clusterkopfschmerz

Diagnostische Kriterien:

A. Wenigstens 5 Attacken, welche die Kriterien B-D erfüllen.
B. Schwerer einseitiger Schmerz orbital, supraorbital und/oder temporal, der über die Hälfte der Periode (oder Hälfte der Zeit, wenn chronisch) hinweg unbehandelt 30 bis 180 Minuten anhält.
C. Begleitend tritt auf der Seite des Schmerzes wenigstens eines der nachfolgend angeführten Charakteristika auf:
   1. Konjunktivale Injektion und/oder Lakrimation
   2. Nasale Kongestion und/oder Rhinorrhoe
   3. Miosis und/oder Ptosis
   4. Körperliche Unruhe oder Agitiertheit.
D. Die Attackenfrequenz liegt zwischen einer Attacke jeden 2. Tag und fünf Attacken pro Tag über die Hälfte der Periode (oder Hälfte der Zeit, wenn chronisch) hinweg.
E. Nicht auf eine andere Erkrankung zurückzuführen.

Tab. 3.2: Die diagnostischen Kriterien der Clusterkopfschmerzen nach der Klassifikation der International Headache Society 2003, 2. Auflage.

Die durchschnittliche Inzidenz beträgt 9,8 auf 100.000 Personen pro Jahr. Die Prävalenz des Clusterkopfschmerzes beträgt nach verschiedenen Studien ca. 0,9 %.

Der Clusterkopfschmerz weist als einzige Form der primären Kopfschmerzerkrankungen ein deutliches Überwiegen bei Männern auf. Der Anteil der Männer unter den Patienten mit chronischem und episodischem Clusterkopfschmerz liegt zwischen 70 % und 90 %.

3.3. Klinik

3.3.1. Periodizität

> Namensgebendes Charakteristikum des Clusterkopfschmerzes ist das periodisch dicht gehäufte Auftreten der Kopfschmerzattacken (*cluster* [englisch]: Haufen). Diese Perioden mit Kopfschmerzattacken werden von Phasen mit kompletter Kopfschmerzfreiheit unterbrochen.

Beim episodischen Clusterkopfschmerz erstrecken sich die Clusterperioden über eine Woche bis zu höchstens einem Jahr, im Mittel halten sie zwischen ein und zwei Monaten an. In der Regel treten pro 24 Monate ein bis zwei Clusterphasen auf. Verschiedene Beobachtungen deuten darauf hin, dass auch eine jahreszeitliche Bindung der Clusterphasen besteht, wobei eine jahreszeitliche Häufung mit besonderem Auftreten von Clusterperioden im Februar und im Juni angenommen wird. Eigene Beobachtungen lassen vermuten, dass diese jahreszeitliche Häufung weniger zeitlich gebunden ist, sondern Clusterperioden immer dann mit hoher Wahrscheinlichkeit ausbrechen, wenn Infekte der Atemwege in den Übergangszeiten allgemein besonders häufig sind. Entzündliche Prozesse im Bereich der Nase und der Nasennebenhöhlen scheinen als aggravierende Faktoren für Clusterattacken zu wirken und können möglicherweise eine Entzündung im Sinus cavernosus begünstigen (☞ Abschnitt Pathophysiologie).

Die schmerzfreien Remissionsphasen betragen definitionsgemäß mindestens 14 Tage. Die mittlere Dauer der Remissionsphasen liegt zwischen sechs Monaten und zwei Jahren. Bei einigen Patienten lassen sich konstante Muster dieser Remissionsphasen beobachten. Allerdings gibt es bei anderen Patienten ganz unterschiedliche Phasenlängen. In Ausnahmefällen lassen sich Remissionsphasen beobachten, die länger als 20 Jahre dauern.

Halten Clusterperioden über ein Jahr an, ohne dass es zu einer kopfschmerzfreien Remissionsphase von mindestens 14 Tagen Länge gekommen ist, spricht man von einem chronischen Clusterkopfschmerz.

Es ist möglich, dass ein chronischer Clusterkopfschmerz bereits von Beginn an diesen nicht durch freie Intervalle getrennten Verlauf zeigt. Früher sprach man dann vom sogenannten chronischen Clusterkopfschmerz von Beginn an ohne Remission. Bestand zunächst ein episodischer Clusterkopfschmerz mit kopfschmerzfreien Intervallen, der dann im späteren Zeitverlauf in einen chronischen Clusterkopfschmerz übergeht, sprach man von einem chronischen Clusterkopfschmerz nach primär episodischem Verlauf. Bis die Periodizität der Clusterattacken nach 12 Monaten prägnant wird, wird nach der neuen internationalen Kopfschmerzklassifikation im ersten Jahr nur die Diagnose "3.1 Clusterkopfschmerz" gestellt, die Differenzierung in "episodisch" oder "chronisch" kann dann erst nach einem Jahr erfolgen.

3.3.2. Dauer

■ **Zeitliches Verhalten der Attacken**

Clusterattacken haben eine spontane Dauer von 30 bis 180 Minuten. Im Mittel findet sich eine Attackendauer von 30 bis 45 Minuten. Die Attackendauer ist zu Beginn einer Clusterepisode und zum Ende der Clusterepisode kürzer als in der Mitte der Clusterepisode. Der schnelle Aufbau der Schmerzattacke zeigt sich in der Tatsache, dass bei fast allen Patienten der Gipfel der Schmerzintensität bereits nach 10 Minuten erreicht ist. Dieses Plateau wird für ca. 30 Minuten eingehalten, anschließend klingt die Attacke ab.

■ **Attackenfrequenz**

Die Attackenfrequenz variiert zwischen einer Attacke jeden zweiten Tag und bis zu fünf Attacken pro Tag. Die mittlere Attackenfrequenz während der Clusterphase beträgt zwei Attacken pro Tag. Mehr als drei bis vier Attacken pro Tag sind selten.

■ **Tageszeitliches Auftreten**

Bei der Mehrzahl der Patienten zeigt sich eine typische tageszeitliche Bindung des Auftretens der Clusterattacken. Am häufigsten sind die Attacken nachts zwischen 1 Uhr und 2 Uhr zu beobachten, ein zweiter Gipfel tritt zwischen 13 Uhr und 15 Uhr am Nachmittag auf und ein dritter um 21.00 Uhr am Abend. Eindeutig überwiegt jedoch das nächtliche Auftreten zwischen 1.00 Uhr und 3.00 Uhr. Bei über 50 % der Patienten wachen die Patienten mit Attacken aus dem Schlaf heraus auf.

3.3.3. Schmerzcharakteristika

Bei nahezu allen Patienten besteht ein streng seitenkonstantes Auftreten der Clusterattacken. Clusterkopfschmerz tritt praktisch immer auf derselben Seite auf und nie (!) simultan beidseitig. Nur in extrem seltenen Ausnahmen zeigt sich ein Wechsel des Auftretens von der einen zur anderen Seite zwischen den verschiedenen Clusterperioden.

Bei über 90 % der Patienten beginnt der Schmerz in der Augenregion, entweder hinter dem Auge, über dem Auge oder im fronto-temporalen Augenbereich. Der Schmerz kann auch zur Stirn, zum Kiefer, zum Rachen, zum Ohr, zum Hinterhaupt oder in seltenen Fällen auch zum Nacken und zur Schulter ausstrahlen. Der Anstieg der Schmerzintensität ist sehr schnell. Aus dem Wohlbefinden heraus kommt es innerhalb von zehn Minuten zu einem extrem schweren, oft als vernichtend erlebten Schmerz. Die Patienten beschreiben den Schmerz als ein glühendes Messer, das in das Auge gestochen wird, als einen brennenden Dorn, der in die Schläfe gerammt wird.

3.3.4. Begleitstörungen

Die Begleitstörungen treten ausschließlich auf der vom Schmerz betroffenen Seite auf. Am häufigsten findet sich mit einer Frequenz von ca. 80 % ein Tränenfluss am betroffenen Auge. Konjunktivale Injektion zeigt sich als zweithäufigstes Begleitsymptom mit einer Häufigkeit zwischen 50 und 80 %. Ein inkomplettes Horner-Syndrom mit einer leichten ipsilateralen Miosis oder Ptosis kann während der Attacke bei nahezu bis zu 70 % der Patienten beobachtet werden, bei längeren Verläufen kann auch während der Remissionsphase bei einigen Patienten ein inkomplettes Horner-Syndrom weiter bestehen. Bei ca. 60 bis 80 % zeigt sich eine nasale Kongestion oder eine Rhinorrhoe auf der betroffenen Seite. Gesichtsschwitzen und Gesichtsröten lässt sich ebenfalls auf der betroffenen Seite finden, allerdings tritt diese Störung mit deutlich geringerer Häufigkeit als die vorgenannten Beschwerden auf. Bei einigen wenigen Patienten sind die autonomen Begleitstörungen so gering ausgeprägt, dass die Patienten ihr Auftreten nicht wahrnehmen. Solche geringgradigen autonomen Störungen sind bei weniger als 3 bis 5 % der Patienten zu erwarten.

3.3.5. Körperliche Unruhe

Ein differentialdiagnostisch wichtiges Merkmal des Clusterkopfschmerzes in der Abgrenzung zur Migräne ist der Bewegungsdrang der Patienten während der Attacke. Im typischen Fall schildern die Patienten, dass sie während der Schmerzattacken ruhelos umher laufen; sie schlagen schmerzgeplagt mit der Faust auf den Tisch oder mit dem Kopf gegen die Wand. Bettruhe wird selten eingehalten.

3.3.6. Auslösefaktoren

Eine Reihe von Auslösefaktoren können während der Clusterperiode Clusterattacken triggern, während sich die Patienten in der Remissionsphase ohne Konsequenzen den gleichen Bedingungen aussetzen können. Der bekannteste Auslösefaktor für den Clusterkopfschmerz ist Alkohol. Wichtig ist, dass nicht der Alkohol per se die einzelnen Clusterattacken auslöst, sondern dass es auf die Menge des eingenommenen Alkohols ankommt. Kleine Mengen von Alkohol können sehr potent und zuverlässig während der Clusterperiode die Clusterattacken generieren, während größere Mengen von Alkohol teilweise sogar Clusterattacken verhindern können. Eine Reihe weiterer Substanzen können Clusterattacken auslösen. Dazu gehören insbesondere das Histamin und das Nitroglyzerin. Wenn bei Patienten der Verdacht auf einen Clusterkopfschmerz besteht und die Attackenphänomenologie von den Patienten unklar beschrieben wird, kann aus diagnostischen Gründen eine Einzelattacke mit einer sublingualen Nitroglyzeringabe ausgelöst und dann prospektiv im Beisein des Arztes erfasst werden (☞ unten).

3.4. Diagnose

3.4.1. Klinische Analyse

In aller Regel können Patienten mit Clusterkopfschmerz sehr detailliert das Auftreten ihrer Attacken beschreiben, weil die Clusterattacken so einschneidende Erlebnisse sind, dass man sie schwer vergisst. Problematisch ist manchmal die Erfassung der Dauer der Clusterkopfschmerzattacke. Wenn zwei, drei oder vier Clusterkopfschmerzattacken auftreten, sind die Patienten unsicher, ob es sich um eine einzelne Attacke handelt, die mit Unterbrechungen acht Stunden andauert, oder ob es mehrere Attacken sind. In solchen Fällen kann das Führen eines Kopfschmerzkalenders nähere Auskunft geben. Solange die Patienten sich nicht in ärztlicher Behandlung befunden haben, werden sie in aller Regel verschiedenste Analgetika eingenommen haben. Da die Clusterkopfschmerzattacke zumeist nach einer Stunde abklingt, besteht bei den Patienten der Eindruck, dass die Remission durch die Medikamente bedingt wird. Erst durch die lange Zeitdauer von Clusterperioden und aufgrund der neurologischen Begleitstörungen suchen die Patienten dann Hilfe. Zur Diagnosestellung müssen die Charakteristika der Kopfschmerzattacke genau erfragt werden. Dazu zählen in erster Linie die Zeitdauer, die Unilateralität, die Schwere der Attacke, die typischen Begleitsymptome, die Lokalisation im Augenbereich und auch das Verhalten des Patienten während der Attacke.

3.4.2. Objektive diagnostische Tests

Da die Patienten häufig die neurologischen Begleitstörungen wie insbesondere das inkomplette Horner-Syndrom nicht selbst wahrnehmen, empfiehlt es sich, den Patienten zu bitten, während der Attacke in den Spiegel zu schauen, sich fotografieren oder noch besser sich mit einer Videokamera filmen zu lassen und das Video beim nächsten Arztbesuch mitzubringen (☞ Abb. 3.1).

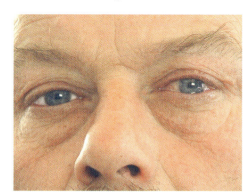

Abb. 3.1: Fotodokumentation einer linksseitigen Clusterattacke mit typischen Begleitsymtomen Lakrimation, konjunktivale Injektion, Lidödem und Hautrötung.

3.4.3. Provokationstests

Bestehen trotzdem Zweifel, ob es sich um einen Clusterkopfschmerz handelt, kann während einer Clusterperiode während der Sprechstunde eine Clusterattacke durch Gabe von sublingualem Nitroglyzerin ausgelöst werden. Für eine erfolgreiche Provokation einer solchen iatrogen ausgelösten Attacke ist es erforderlich, dass innerhalb der letzten acht Stunden keine Attacke spontan generiert wurde, dass innerhalb der letzten 24 Stunden keine vasokonstriktorischen Substanzen eingenommen wurden und dass keine medikamentöse Prophylaxe betrieben wird.

> Nach Gabe von 1 mg Nitroglyzerin sublingual lässt sich in der Regel innerhalb von 30 bis 60 Minuten die Attacke auslösen. Der Test wird als positiv angesehen, wenn die experimentell induzierte Clusterattacke den klinisch spontanen Clusterattacken entspricht. Der Nitroglyzerin-Test lässt sich nicht sinnvoll einsetzen, wenn sich der Patient in einer Remissionsphase befindet.

3.5. Klinische Untersuchungen

Zur Diagnosestellung ist ein regelrechter neurologischer und allgemeiner Untersuchungsbefund erforderlich. Übliche apparative Zusatzbefunde, wie CCT, MRT, EEG etc. können derzeit keinen spezifischen Beitrag zur Diagnose bringen. Es gibt jedoch Situationen, in denen Zweifel bestehen, ob es sich um ein primäres Kopfschmerzleiden handelt. Solche Zweifel ergeben sich insbesondere dann, wenn folgende Bedingungen vorliegen:

- Erstmaliges Auftreten des Clusterkopfschmerzes bei einem sehr jungen Patienten oder bei einem Patienten über dem 60. Lebensjahr
- Eine besondere Notwendigkeit einer eingehenden neurologischen Untersuchung mit zusätzlichen bildgebenden Verfahren ist dann gegeben, wenn der Kopfschmerz einen allmählich zunehmenden Verlauf einnimmt oder zusätzliche uncharakteristische Begleitstörungen auftreten, insbesondere Konzentrationsstörungen, Gedächtnisstörungen, Übelkeit, Erbrechen, Bewusstseinsstörungen, Anfälle etc.

In erster Linie wird bei o.g. Voraussetzungen als bildgebendes Verfahren ein Magnet-Resonanz-Tomogramm des Hirns veranlasst. Besonders sollte auf einen möglichen Hypophysentumor oder eine Raumforderung im Bereich der Schädelbasis geachtet werden. Nasen- und Nasennebenhöhlenprozesse müssen ebenfalls erfasst werden.

3.6. Differentialdiagnose

3.6.1. Migräne

Differentialdiagnostisch wichtig ist die Abgrenzung zur Migräne. Die Unterscheidung gelingt zum einen durch die charakteristischen neurologischen Begleitstörungen des Clusterkopfschmerzes, die sich von den Begleiterscheinungen der Migräne - Übelkeit, Erbrechen, Phono- und Photophobie - deutlich abheben und zum anderen durch die genaue Bestimmung der Attackendauer, die bei der Migräne über vier Stunden liegt, beim Clusterkopfschmerz unter drei Stunden. Darüber hinaus ist das zuverlässig konstante Auftreten der Schmerzen am gleichen Ort ohne Ausbreitungstendenz bei einer Migräne eher ungewöhnlich.

3.6.2. Chronische paroxysmale Hemikranie

Bei der chronischen paroxysmalen Hemikranie können die gleichen neurologischen, autonomen Begleitstörungen wie beim Clusterkopfschmerz auftreten. Allerdings ist die Dauer der Attacken

Diagnose	Attackendauer	Begleitssymptome	Besonderheiten
Migräne	4-72 Stunden	Übelkeit, Erbrechen, Phono- und Photophobie	• Keine feste Seitenlokalisation, Ausbreitungstendenz des Schmerzes
Chronische paroxysmale Hemikranie	15-30 Minuten; mittlere Attackenfrequenz 14 pro Tag	Gleiche neurologische autonome Begleitstörungen wie bei Clusterkopfschmerz	• Sicheres Ansprechen auf Indometacin
Trigeminusneuralgie	Sekundenbruchteile bis max. 2 Minuten	Neurologische Begleitstörungen wie bei Clusterkopfschmerz sind nicht zu beobachten.	• Auslösung durch externe Reize, wie z.B. Kauen, Sprechen etc. • Ansprechen auf Carbamazepin
SUNCT*-Syndrom	Schmerzepisoden von 15 bis 60 Sekunden; großen Attackenfrequenz von 5 bis 30 Attacken pro Stunde	Periorbitales Auftreten Begleitsymptome wie bei Clusterkopfschmerz	• Triggerung durch Kaumanöver • Kein Ansprechen auf Indometacin oder Carbamazepin
Nasennebenhöhlenprozesse	In aller Regel Dauerschmerz	Neurologischen Begleitstörungen wie bei Clusterkopfschmerz sind nicht zu beobachten.	• Attackenweisses Auftreten und Provokation durch Nitroglyzerin oder Alkohol fehlen
Glaukom	Kein zeitliches Auftretensmuster des Clusterkopfschmerzes	Konjunktivale Injektion vorhanden, typische Begleitstörungen wie bei Clusterkopfschmerz fehlen jedoch	• Reduzierte Sehfähigkeit (bei Clusterkopfschmerz normal); keine Ptosis, keine Miosis
Posttraumatische oder postoperative Cornealäsionen	Kein zeitliches Auftretensmuster des Clusterkopfschmerzes	Konjunktivale Injektion vorhanden, typische Begleitstörungen wie bei Clusterkopfschmerz fehlen jedoch	• Anamnese und augenärztlicher Befund; reduzierte Sehfähigkeit (bei Clusterkopfschmerz normal)

Tab. 3.3: Differentialdiagnosen des Clusterkopfschmerzes.
* "shortlasting unilateral neuralgiform headache attacks with conjunctival injection, tearing, sweating and rhinorrhoea"

wesentlich kürzer und die Attackenfrequenz wesentlich höher als beim Clusterkopfschmerz. Das sichere Ansprechen der chronischen paroxysmalen Hemikranie auf Indometacin in einer Dosis von 3 x 25 bis 3 x 100 mg/die fehlt beim Clusterkopfschmerz.

3.6.3. Trigeminusneuralgie

Die kurzen, blitzartigen Schmerzepisoden der Trigeminusneuralgie dauern maximal zwei Minuten an und können sich sehr häufig wiederholen. Darüber hinaus können sie durch externe Reize, wie z.B. Kauen, Sprechen, Rasieren etc., ausgelöst werden. Alle diese Merkmale finden sich beim Clusterkopfschmerz nicht. Auch die meist initial sichere Wirkung von Carbamazepin bei der Trigeminusneuralgie besteht bei Clusterkopfschmerzen nicht.

3.6.4. SUNCT-Syndrom

Die Abkürzung SUNCT-Syndrom steht für "**s**hortlasting **u**nilateral **n**euralgiform headache attacks with **c**onjunctival injection, **t**earing, sweating and rhinorrhoea". Mit diesem Syndrom ist letztlich ein sehr ähnliches Krankheitsbild wie das der chronisch paroxysmalen Hemikranie bei einzelnen Patienten beschrieben worden. Die Schmerzen sind jedoch im Gegensatz zur chronischen paroxysmalen Hemikranie durch sehr kurze Episoden gekennzeichnet, die zwischen 15 und 60 Sekunden andauern und mit einer großen Attackenfrequenz von 5 bis 30 Attacken pro Stunde auftreten können. Die Schmerzen sind ebenfalls um das Auge herum lokalisiert und mit den typischen Begleitstörungen der chronischen paroxysmalen Hemikranie assoziiert. Die Attacken könne durch Kaumanöver ausgelöst werden, sprechen jedoch nicht auf Indometacin oder Carbamazepin an.

3.6.5. Symptomatische Kopfschmerzen

Symptomatische Kopfschmerzen, wie z.B. bei Nasennebenhöhlenprozessen, sind in aller Regel durch einen Dauerschmerz charakterisiert. Das charakteristische attackenweise Auftreten und die Provokation durch Nitroglyzerin oder Alkohol fehlen. Die beschriebenen neurologischen Begleitstörungen sind ebenfalls nicht zu beobachten.

Augenerkrankungen können manchmal mit ähnlichen Kopfschmerzattacken auftreten. Ein Beispiel ist das Glaukom. Allerdings fehlt dann das typische zeitliche Auftretensmuster wie beim Clusterkopfschmerz im Hinblick auf die Attackendauer und die Attackenfrequenz. Auch die charakteristischen Begleitstörungen des Clusterkopfschmerzes mit Ausnahme der konjunktivalen Injektion lassen sich beim Glaukom nicht beobachten. Bei posttraumatischen oder postoperativen Cornealäsionen können ebenfalls Augenreizungen und Schmerzen im Sinne einer Clusterattacke beobachtet werden. Allerdings zeigen sich auch bei diesen Störungen nicht das charakteristische zeitliche Muster und die typischen autonomen Begleitstörungen. Darüber hinaus lassen sich augenärztlich die entsprechenden Corneaveränderungen aufdecken.

3.7. Verlauf

Ein charakteristischer Verlauf der Clusterkopfschmerzen kann im Einzelfall nicht angegeben werden. Epidemiologische Langzeitstudien liegen heute nicht vor. Als eine der wenigen sicheren Aussagen kann gelten, dass eine aktive Clusterkopfschmerzproduktion nach dem 75. Lebensjahr so gut wie nie zu beobachten ist. Es lassen sich sowohl Übergänge von einem episodischen in einen chronischen Clusterkopfschmerz beobachten, als auch umgekehrt. Der Einfluss einer prophylaktischen Medikation auf den Spontanverlauf ist bis heute nicht exakt bekannt.

80 % der Patienten mit einem primär episodischem Clusterkopfschmerz leiden auch nach 10 Jahren noch an einem episodischen Clusterkopfschmerz, während sich bei 12 % ein chronischer Clusterkopfschmerz nach primär episodischem Verlauf entwickelt.

Bei über der Hälfte der von einem primär chronischen Clusterkopfschmerz Betroffenen bleibt diese chronische Verlaufsform auch nach 10 Jahren ohne längerdauernde Remissionsphasen bestehen. Nur bei ca. 10 % ist eine länger anhaltende Remissionsphase von mehr als drei Jahren zu erwarten.

3.8. Pathophysiologie

Die genauen pathophysiologischen Abläufe beim Clusterkopfschmerz sind bis heute nicht geklärt. Doch gibt es Theorien, die versuchen, die Genese des Clusterschmerzes, der charakteristischen Begleiterscheinungen und des zeitlichen Verlauf der Erkrankung zu erklären. Auf der Grundlage von

PET-Untersuchugnen wird eine spezifische Aktivierung von Hirnarealen im inferioren posterioren hypothalamischen Grau bei Clusterkopfschmerzen diskutiert. Ergebnisse der funktionellen Bildgebung lassen diese spezifische Aktivierung von Hirnarealen bei Cluster-Kopfschmerzen im Bereich des inferioren posterioren hypothalamischen Graus, einem Hirnareal, der für zirkadiane und Schlaf-Wach-Rhythmen verantwortlich ist, annehmen. Welche Ursachen diese Aktivierung wiederum hat und ob sie lediglich eine Folge der Clusterattacken ist, ist jedoch völlig offen.

Orbitale Phlebogramme, die bei Clusterkopfschmerzpatienten während aktiver Clusterperioden durchgeführt wurden, ergaben Hinweise auf entzündliche Prozesse im Sinus cavernosus und im Bereich der Vena ophthalmica superior ungeklärter Genese. Auf knöchern begrenztem engsten Raum (☞ Abb. 3.1+3.2) gebündelt liegen im Bereich des Sinus cavernosus

- sensorische Fasern des N. ophthalmicus (1)
- sympathische Fasern, die ipsilateral das Augenlid, das Auge, das Gesicht, die Orbita und die retroorbitalen Gefäße versorgen (2)
- venöse Gefäße, die Orbita und Gesicht drainieren (3) und
- die Arteria carotis interna (4)

Lokale entzündliche Prozesse können damit sowohl sensorische und autonome Nervenfasern als auch venöse und arterielle Gefäße beeinflussen. Eine Irritation der Nervenfasern ist dabei sowohl unmittelbar durch entzündliche Neuropeptide denkbar als auch als Folge einer mechanischen Kompression durch entzündlich erweiterte und aufgequollene Gefäße. Mit dieser Theorie lassen sich der Clusterschmerz und die vielfältigen Begleiterscheinungen erklären. Auch die Fähigkeit vasodilatierender Substanzen, Clusterattacken während aktiver Clusterperioden zu provozieren (Alkohol, Nitroglyzerin, Histamin, Hypoxie) und von vasokonstriktiven Substanzen (Sauerstoff, Sumatriptan, Ergotamin), diese schnell zu beenden, ist mit dem Modell kompatibel.

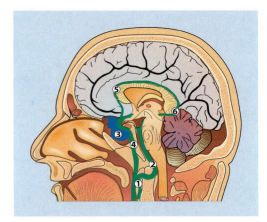

Abb. 3.2: Die Lage des Sinus cavernosus: Das blau markierte Areal (3) liegt direkt hinter dem Auge. Dort werden die Clusterschmerzen verspürt.

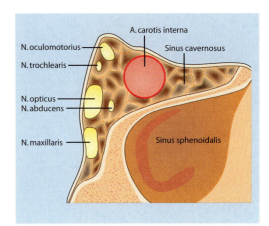

Abb. 3.3: Anatomische Situation im Sinus cavernosus.

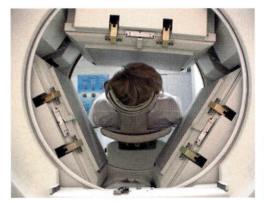

Abb. 3.4: Untersuchung entzündlicher Veränderungen im Sinus cavernosus bei einem Clusterkopfschmerzpatient mit der SPECT-Kamera.

3.8. Pathophysiologie

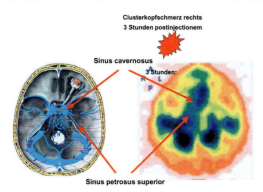

Abb. 3.5: Diagnostischer Nachweis einer unilateralen Plasmaextravasation als Ausdruck einer Vaskulitits im Sinus cavernosus bei einem Patienten mit aktiver Clusterperiode. Auf der Seite der Clusterattacken im rechten Sinus cavernosus und sinus petrosus superior finden sich deutliche Entzündungszeichen im Form asymmetrischen Austretens von Plasma aus den Venen (blaue Areale) im Tc-99m Albumin SPECT jeweils 10 Minuten, 1 Stunde, 3 Stunden und 6 Stunden nach Injektion von 600 MBq Tc-99m humanem Serumalbumin (HSA). Während initial nach 10 Minuten eine Symmetrie des venösen Gefäßsystems zu beobachten ist, findet sich durch die zeitlich zunehmende Plasmaextravasation nach drei Stunden eine deutliche Asymmetrie.

Es wird angenommen, dass während aktiver Clusterperioden eine basale entzündliche Grundreaktion vorliegt, die attackenweise exazerbiert. Die o.a. orbitalen Phlebogramme, die eine entzündlichen Prozess nahelegten, wurden jeweils zwischen zwei Attacken während einer Clusterperiode durchgeführt. Bei Patienten mit chronischen oder episodischen Clusterkopfschmerzen wurde während einer aktiven Clusterperiode ein Tc-99m Albumin SPECT jeweils 10 Minuten, 1 Stunde, 3 Stunden und 6 Stunden nach Injektion von 600 MBq Tc-99m humanem Serumalbumin (HSA) durchgeführt. Bei der gesunden Kontrollgruppe fand sich eine inhomogene Aktivitätsverteilung (☞ Abb. 3.4+3.5). Im Gegensatz hierzu fand sich bei den Clusterkopfschmerzpatienten in der aktiven Phase eine Traceranreicherung in der Region des Sinus cavernosus, des Sinus sphenoparietalis, der Vena ophthalmica, der Sinus petrosus und des Sinus sigmoideus. Die Seite der Clusterkopfschmerzen und des regionalen Proteinaustritts korrespondierte bei allen Clusterkopfschmerzpatienten. Nach effektiver prophylaktischer Behandlung mit Verapamil oder Kortikoiden verschwand die Tracermehranreicherung. Eine aktive Clusterkopfschmerzperiode ist somit assoziiert mit einer regionalen Plasmaeiweißextravasation in venösen Blutleitern der Hirnbasis als Zeichen einer lokalen vaskulären Entzündung. Eine erfolgreiche Behandlung mit Verapamil oder Kortikoiden blockiert sowohl die ipsilaterale Plasmaextravasation als auch Clusterkopfschmerzattacken. Beim chronischen Clusterkopfschmerz ist diese entzündliche Grundreaktion kontinuierlich vorhanden, bei der episodischen Form nur periodisch. Die hohe und zuverlässige Wirksamkeit entzündungshemmend wirkender Kortikosteroide zur Prophylaxe von Clusterkopfschmerzen wird ebenfalls verständlich. Der Sinus cavernosus wird von der Halsschlagader, den Sehnerven, den Augennerven und dem Gesichtsnerv durchquert. Alle diese Nerven sind während der Clusterattacke betroffen. Mit dieser Theorie lassen sich der Clusterschmerz und die vielfältigen Begleiterscheinungen erklären. Auch die Fähigkeit vasodilatierender Substanzen, Clusterattacken während aktiver Clusterperioden zu provozieren (Alkohol, Nitroglyzerin, Histamin, Hypoxie) und von vasokonstriktiven Substanzen (Sauerstoff, Sumatriptan, Ergotamin), diese schnell zu beenden, ist mit dem Modell kompatibel.

Ebenfalls wird die Entstehung der Schmerzen aus dem Schlaf heraus, das aufrechte Sitzen der Patienten im Bett bzw. das Aufstehen und die motorische Unruhe der Patienten verständlich: Die venöse Drainage des Sinus cavernosus ist im Liegen aufgrund der hydrostatischen Bedingungen schlechter als im Sitzen oder im Stehen. Wir gehen daher davon aus, dass während aktiver Clusterperioden eine entzündliche Grundreaktion vorliegt, die attackenweise exazerbiert. Auch wird verständlich, warum Rauchen und die Jahreszeitübergänge mit nasskaltem Wetter mit Nasennebenhöhlenentzündungen mit aktiven Clusterperioden einhergehen.

Entzündungshemmende Medikamente wie Kortison führen zum schnellen Stoppen aktiver Clusterperioden. Sie eignen sich jedoch aufgrund Langzeitnebenwirkungen nicht zur Dauertherapie. Kalziumantagonisten, wie Verapamil, verhindern die Entzündungsauswirkungen durch Prophylaxe der Plasmaextravasation und sind für die Langzeitbehandlung geeignet. Nichtsteroidale Entzündungshemmer wie Indometacin können bei Sonderformen des Clusterkopfschmerzen, wie der chronischen paroxysmalen Hemikranie besonders wirksam sein, reichen aber zumeist bei Clusterkopfschmerzen nicht aus. Dies gilt auch für Aspirin, Ibuprofen etc. Im akuten Anfall sind diese Medikamente wirkungslos, viele Menschen nehmen sie jedoch ein und glauben irrtümlich, dass das Abklingen der Attacken nach 2-3 Stunden durch diese Medikamente bedingt wird. Einzelfallberichte zur Wirksamkeit von Marcumar bei Clusterattacken liegen ebenfalls vor, wahrscheinlich wird durch dieses Medikament verhindert, dass durch die venöse Vaskulitis die Blutplättchenaggregation im Sinus cavernosus sich intensiviert. Die Wirksamkeit von Azathioprin in Einzelfallberichten könnte auf einer Reduktion der entzündlichen Grundreaktion basieren.

3.9. Verhaltensmedizinische Maßnahmen

Im Gegensatz zu anderen primären Kopfschmerzerkrankungen wird der Clusterkopfschmerz nur minimal durch psychische Mechanismen beeinflusst wird. Entspannungsverfahren, Stressbewältigungstechniken und ähnliche Maßnahmen, die eine wichtige Rolle in der Therapie der Migräne und des Kopfschmerzes vom Spannungstyp spielen, können den Clusterkopfschmerzverlauf nicht bedeutsam verändern. Auch der Einsatz alternativer nichtmedikamentöser Therapiemaßnahmen, wie Akupunktur, Biofeedback, Massagen, Manualtherapie, transkutane elektrische Nervenstimulation (TENS) etc. ist beim Clusterkopfschmerz sinnlos und verzögert die Aufnahme einer effektiven Therapie.

Von entscheidender Wichtigkeit ist die Information des Patienten durch den Arzt. Bis die Diagnose eines Clusterkopfschmerzes gestellt wird, vergeht in aller Regel eine erschreckend lange Zeit. Therapieversuche vor der Diagnose sind meist zum Scheitern verurteilt, da sich die beim Clusterkopfschmerz wirksamen Substanzen und Verhaltensmaßregeln von denen anderer Kopfschmerzerkrankungen unterscheiden. Während dieser langen "trial and error"-Phase ist der Patient seinen verheerenden Schmerzattacken hilflos ausgeliefert. Ein verständlicher Vertrauensverlust gegenüber Ärzten kann die Folge sein und den Patienten in die Resignation treiben.

> Im Hinblick auf die mögliche Provokation von Attacken durch Alkohol, vasodilatorische Substanzen wie Nitrate oder Histamin sollte der Patient angehalten werden, solche Stoffe zu vermeiden. Dazu ist auch eine genaue Medikamentenanamnese erforderlich. Bei einigen Patienten kann auch Nikotin Clusterkopfschmerzattacken provozieren. Aus diesem Grunde sollten rauchende Patienten veranlasst werden, das Rauchen zu beenden. Ernährungsfaktoren haben keinen großen Einfluss auf den Clusterkopfschmerzverlauf, weshalb diätetische Maßnahmen bei Clusterkopfschmerzen nicht erfolgversprechend sind.

Anschließend sollte der Patient über die medikamentösen Therapiemöglichkeiten aufgeklärt werden. Ein Therapieschema sowohl zur Attackentherapie als auch zur Prophylaxe sollte individuell erarbeitet und dem Patienten in Form eines Behandlungsplan an die Hand gegeben werden. Der Patient sollte Informationen darüber erhalten, wie lange eine prophylaktische Behandlung durchgeführt wird, zu welchem Zeitpunkt er ein bestimmtes Medikament einnehmen muss und welche Nebenwirkungen zu erwarten sind.

Die Therapie- und Verlaufskontrolle erfolgt mit Hilfe eines Kopfschmerzkalenders, mit dem der Patient die Clusterkopschmerzattacken dokumentieren sollte.

3.10. Auswahl der medikamentösen Therapie

Aufgrund der hohen Attackenhäufigkeit während einer aktiven Cluster-Periode gilt die Regel, dass eine prophylaktische Therapie generell angezeigt ist. Die Wahl des Prophylaktikums richtet sich danach, ob es sich um

- episodischen Clusterkopfschmerz oder um
- chronischen Clusterkopfschmerz

handelt. Neu diagnostizierter Clusterkopfschmerz im ersten Verlaufsjahr wird wie episodischer Clusterkopfschmerz behandelt.

Zur Prophylaxe des Clusterkopfschmerzes werden verschiedene Substanzen eingesetzt. Für viele dieser Substanzen und noch mehr für die Dosierungen ist die Wirksamkeit eher durch empirische Traditionen als durch wissenschaftliche Studien belegt. Neben der Wirksamkeit steht bei der Auswahl der Substanzen die Verträglichkeit, die Dauer der Anwendbarkeit, die Einfachheit der Anwendung und auch die Kombinierbarkeit mit der Akutmedikation im Vordergrund. Es werden deshalb zunächst die wirksamen Substanzen mit ihren Vor- und Nachteilen aufgeführt.

Eine Einteilung der Substanzen in Medikamente der I., II. und III. Wahl gibt Tabelle 3.4 wieder. Sistieren die Attacken unter der prophylaktischen Therapiemaßnahme, sollte die Therapie noch 14 Tage über die letzte Attacke hinaus fortgeführt werden.

	Episodischer Clusterkopfschmerz	Chronischer Clusterkopfschmerz
I. Wahl	• Verapamil [A] • Ergotamin [B]	• Verapamil [B] • Lithium [B]
II. Wahl	• Methysergid [C] • Kortikosteroide [C] • Lithium [C]	• Kortikosteroide [C]
III. Wahl	• Valproat [C]	• Methysergid [C] • Valproat [C] • Pizotifen [C] • Capsaicin [C] • Topiramat [C] • Gabapentin [C]

Tab. 3.4: Prophylaxe des Clusterkopfschmerzes. Die Substanzen sind unter Berücksichtigung von Wirksamkeit, Verträglichkeit und Handhabbarkeit in Klassen der I., II. oder III. Wahl eingeteilt. Bei Einsatz von Substanzen der II. und III. Wahl sind Anwendungsbeschränkungen bei Langzeittherapie zu beachten. Die Auswahl innerhalb einer Wahlklasse muss individuell entschieden werden. Dosierungen ☞ Text. Die Buchstaben in eckigen Klammern geben den Umfang klinischer Studien an:
[A] Anerkannt und durch klinische Studien erwiesen;
[B] Zwar kontrollierte Studien, aber nicht in notwendigem Umfang;
[C] Durch Studien nicht oder nur unzureichend belegt.

3.11. Medikamente zur Prophylaxe

3.11.1. Ergotamintartrat

> Als eine prophylaktische Behandlung der ersten Wahl bei episodischem Clusterkopfschmerz kann nach wie vor das Ergotamintartrat angesehen werden. Es können damit Erfolgsraten im Sinne eines Sistierens der aktiven Cluster-Periode von über 70 % erwartet werden. Wenn die Kontraindikationen dieser vasoaktiven Substanz beachtet werden, sind die Nebenwirkungen häufig bemerkenswert gering.

Ein Teil der Patienten kann initial mit Übelkeit oder Erbrechen reagieren. Wenn dies der Fall ist, kann in den ersten drei Tagen Metoclopramid 3 x 20 Tropfen zusätzlich verabreicht werden Die Dosierung des Ergotamintartrat erfolgt oral oder als Suppositorium in einer Menge von 3-4 mg pro Tag, auf 2 Dosen verteilt.

Treten die Cluster-Attacken ausschließlich nachts auf, kann die Gabe eines Suppositoriums mit 2 mg Ergotamin zur Nacht ausreichend sein. Bei nächtlichen Attacken kann unter stationären Bedingungen die intramuskuläre Injektion von 0,25 bis 0,5 mg Ergotamin beim Schlafengehen das Ausbrechen der nächtlichen Cluster-Attacke verhindern.

Der Behandlungszeitraum sollte auf maximal vier Wochen festgesetzt werden. Ein Rebound-Effekt ist nicht zu erwarten. Tritt nach Abbruch der Ergotamin-Gabe erneut eine aktive Cluster-Periode auf, kann die Behandlung weitergeführt werden.

Da bei episodischem Clusterkopfschmerz die Therapie zeitlich begrenzt ist, müssen Langzeitwirkungen der Ergotamineinnahme, insbesondere ein Ergotismus, nicht befürchtet werden. Allerdings ist es erforderlich, dass die Einnahmedauer und Dosierung streng limitiert und der Verlauf überwacht wird.

> Wird Ergotamintartrat zur Prophylaxe des Clusterkopfschmerzes eingesetzt, darf Sumatriptan nicht zur Attackentherapie angewandt werden.

Eine mögliche Alternative zu Ergotalkaloiden ist der Einsatz von Naratriptan 2 x 2,5 mg pro Tag. In einer kleinen Serie konnten dabei Verbesserungen bei 7 von 9 Patienten beobachtet werden. Diese

Option ist auch als Add-on-Therapie zu erwägen, wenn hochdosierte Gaben von Verapamil den Cluster nicht ausreichend zum Stillstand bringen.

3.11.2. Verapamil

> Verapamil gehört zur Gruppe der Kalziumantagonisten und eignet sich aufgrund der guten Verträglichkeit insbesondere auch zur Dauertherapie bei chronischem Clusterkopfschmerz. Oft stellt sich aber unter Verapamil kein komplettes Sistieren der aktiven Clusterkopfschmerzphase ein. In einer offenen Studie konnte bei 69 % der Patienten eine Verbesserung von mehr als 75 % der Clusterkopfschmerzparameter beobachtet werden.
>
> Zur Aufrechterhaltung konstanter Serumspiegel sollten nur retardierte Präparate mit einer Wirkzeit von 12 Stunden eingesetzt werden. Diese Erlauben auch gerade in der Nacht die Aufrechterhaltung ausreichender Serumkonzentration. Die Dosierung beginnt mit 2 x 120 mg pro Tag (z.B. Isoptin KHK® 2 x 1), eine mittlere Dosis ist 2 x 240 mg (z.B. Isoptin RR® 2 x 1).

In Abhängigkeit vom Therapieerfolg kann unter stationären Bedingungen in speziellen Zentren bis auf Dosierungen von 1.200 mg (!) pro Tag erhöht werden. Aufgrund der guten Verträglichkeit und problemlosen Kombinierbarkeit mit einer Akuttherapie mit Sauerstoff oder mit Sumatriptan wird Verapamil vielfach als Substanz der 1. Wahl angesehen. Bei höherer Dosierung können Nebenwirkungen in Form von Unterschenkelödemen und allgemeine Schwäche auftreten.

> Da Verapamil in der Regel erst nach einer Woche wirksam ist, kann initial für drei Tage eine hochdosierte Kortisonstoßtherapie (z.B. Methylprednisolon 1.000 mg i.v.) erfolgen, um ein schnelles Sistieren der Attacken zu erreichen.

3.11.3. Lithium

Die klinische Wirkung wurde in einer Reihe offener, unkontrollierter Studien gezeigt. Es können Verbesserungsraten bei bis zu 70 % der behandelten Patienten erwartet werden. Es wird angenommen, dass bei chronischem Clusterkopfschmerz eine bessere Wirksamkeit als bei episodischem Clusterkopfschmerz erzielt werden kann. Dabei ist von Interesse, dass nach einer Lithium-Behandlung eine chronische Verlaufsform wieder in eine episodische Verlaufsform mit freien Intervallen zurückgeführt werden kann. Die Wirkungsweise von Lithium in der Therapie des Clusterkopfschmerzes ist nicht geklärt. In Vergleichsstudien zwischen Lithium und Verapamil zeigt sich, dass beide Substanzen weitgehend ähnliche Wirksamkeitsraten aufweisen.

> Verapamil ist jedoch hinsichtlich der Nebenwirkungen dem Lithium überlegen. Darüber hinaus zeigt sich auch ein schnellerer Wirkungsantritt nach Verapamilgabe. Lithium ist als Therapeutikum der 2. Wahl anzusehen. Eine Kombination mit Verapamil ist möglich.

Lithium ist insbesondere aus der Prophylaxe von manisch-depressiven Erkrankungen bekannt. Aufgrund des engen therapeutischen Fensters von Lithium sollte bei der Entscheidung für eine Lithium-Therapie die Einleitung durch einen mit dieser Therapieform erfahrenen Neurologen durchgeführt werden. Während der Therapie sollten auch Serum-Spiegelkontrollen vorgenommen werden. Der Serum-Spiegel wird am Morgen nüchtern bestimmt, noch bevor die morgendliche Dosis eingenommen wurde. Ein 12-stündiges Intervall zur letzten Dosis sollte eingehalten werden. Der therapeutische Bereich liegt bei einem Serumspiegel zwischen 0,7 mmol/l und 1 mmol/l. Normalerweise wird eine Dosis von 2 x 400 mg Lithium benötigt, das entspricht einer Menge von 2 x 10,8 mmol Lithium. Die Therapieeinleitung erfolgt vom ersten bis zum dritten Tag mit täglich einer Tablette zu 400 mg am Morgen. Ab dem 4. Tag erhöht man dann auf täglich zwei Tabletten zu 400 mg.

3.11.4. Methysergid

Der Serotonin-Antagonist Methysergid gehört zu den wirksamen prophylaktischen Medikamenten in der Therapie des episodischen Clusterkopfschmerzes. Während Methysergid bei der Migräne häufig sehr zurückhaltend eingesetzt wird, da die Langzeitanwendung mit der Gefahr einer möglichen retroperitonealen Fibrose verbunden sein kann, ist diese Problematik beim episodischen Clusterkopfschmerz wegen des zeitlich begrenzten Einsatzes weniger von Bedeutung. Ein Erfolg kann bei ungefähr 70 % der Patienten erwartet werden.

Ebenso wie die prophylaktische Therapie mit Ergotamin kann auch der Einsatz von Methysergid bei wiederholten aktiven Cluster-Perioden an Wirksamkeit verlieren.

> Die Dosierung kann langsam aufgebaut werden, bis ein ausreichender klinischer Erfolg sich einstellt. Man beginnt zunächst mit 3 x 1 mg Methysergid pro Tag und steigert bis maximal 3 x 2 mg pro Tag.

An Nebenwirkungen können Übelkeit, Muskelschmerzen, Missempfindungen, Kopfdruck und Fußödeme in einzelnen Fällen auftreten. Bei unkontrollierter Langzeitanwendung können fibrotische Komplikationen in verschiedenen Körperregionen auftreten.

> Aus diesem Grunde ist die prophylaktische Therapie mit Methysergid in jedem Fall auf maximal drei Monate zu limitieren.

Erst nach einer einmonatigen Mindestpause kann dann eine erneute Therapie mit Methysergid, falls erforderlich, eingeleitet werden. Die zeitliche Ausgestaltung der Methysergid-Therapie während der aktiven Cluster-Phase kann ähnlich erfolgen wie die zeitliche Planung mit Ergotamin. Die Wirkungsweise des Methysergid bei Clusterkopfschmerz ist nicht geklärt. Aufgrund des Nebenwirkungsspektrums ist Methysergid ein Medikament der 2. Wahl.

3.11.5. Kortikosteroide

> Der Einsatz von Kortikosteroiden zur Prophylaxe von Clusterkopfschmerzattacken wird oft und mit zuverlässigem Erfolg bei ca. 70-90 % der Patienten vorgenommen, obwohl kontrollierte Studien zu dieser Therapieform fehlen. Im Hinblick auf die pathophysiologische Modellvorstellung mit einer entzündlichen Veränderung im Bereich des Sinus cavernosus ist eine begründete Rationale für den Einsatz von Kortikosteroiden gegeben.

Hinsichtlich der Dosierung und der zeitlichen Ausgestaltung bei der Gabe von Kortikosteroiden in der Prophylaxe von Clusterkopfschmerzattacken kann in der Regel nur auf Erfahrungswerte, nicht jedoch auf kontrollierte Studien zurückgegriffen werden. Zuverlässige Vergleichsstudien mit anderen prophylaktischen Medikamenten liegen nicht vor.

> Eine in verschiedenen Kopfschmerzzentren übliche Vorgehensweise besteht in der initialen Gabe von 100 mg Prednison oder Prednisolon in zwei über den Tag verteilten Dosen. Diese Dosierung wird für drei Tage aufrecht erhalten. Am 4. Tag erfolgt eine Dosisreduktion zunächst unter Einschränkung der am Abend eingenommenen Dosis um 10 mg. Oft ist bereits initial nach dem ersten bis fünften Tag eine deutliche Reduktion oder sogar eine komplette Remission der Attacken zu beobachten. Jeden weiteren 4. Tag wird dann um zusätzliche 10 mg reduziert. Diese Reduktion wird so lange vorgenommen, bis man bei 0 mg angekommen ist oder aber bis erneut Schmerzattacken auftreten.

Die Schwelle, bei der erneut Clusterkopfschmerzattacken auftreten können, liegt beim chronischem Clusterkopfschmerz häufig zwischen 10 und 20 mg Prednison. In solchen Fällen kann eine Erhaltungsdosis, die möglichst nicht über 7,5 mg Prednison pro Tag liegen soll, verabreicht werden. Diese Erhaltungsdosis sollte zur Realisierung einer zirkadianen Therapie nur morgendlich gegeben werden. Eventuell kann auch eine alternierende Erhaltungsdosis erwogen werden. Dabei verabreicht man die für zwei Tage benötigte Erhaltungsdosis alle 48 Stunden jeweils morgens.

Bei Absetzen einer Kortikoid-Langzeittherapie, die über Monate durchgeführt wurde, soll eine streng zirkadiane orale Therapie mit Reduktion der zuletzt eingenommenen Dosis um je 1 mg pro Monat veranlasst werden.

Prinzipiell sollte die Prednison-Gabe nach den Mahlzeiten, vornehmlich nach dem Frühstück erfolgen. Generell sollte bei Erzielung eines befriedigenden Behandlungsergebnisses die Therapie mit der kleinstmöglichen Erhaltungsdosis fortgeführt werden. Aufgrund von Langzeitnebenwirkungen müssen Kortikosteroide bei chronischen Clusterkopfschmerzen mit Restriktion eingesetzt werden. Kortikosteroide sind Substanzen der 2. Wahl.

3.11.6. Topische Kortikosteroide

Eine weitere Option ist die Anwendung von topischen Kortikosteroiden in Form von Nasensprays.

Studien liegen dafür noch nicht vor. Nach eigenen Erfahrungen kann jedoch bei einer Anwendung von Beclometasondipropionat (Beconase®) 4 x 1 Sprühstoß je Nasenloch/die bei ca 60 % der Patienten ein Sistieren der Attacken beobachtet werden.

3.11.7. Pizotifen

Die Wirksamkeit von Pizotifen bei Clusterkopfschmerz ist durch mehrere offene Studien belegt. Es ergeben sich dabei Wirksamkeitsraten von ca. 50 %. Pizotifen kann als Medikament der 3. Wahl eingesetzt werden, wenn Kontraindikationen gegenüber wirksameren Substanzen bestehen oder wenn Unwirksamkeit dieser Substanzen vorliegt. Die Dosierung beträgt 3 x 0,5 mg bis 3 x 1 mg pro Tag. Auch hier wird eine langsame Dosissteigerung über ca. eine Woche vorgenommen und die Dosis bei Effektivität konstant gehalten. Als Nebenwirkungen können Müdigkeit, Schwindel und aufgrund gesteigerten Appetits eine Gewichtszunahme beobachtet werden.

3.11.8. Valproinsäure

In Studien ergeben sich Hinweise darauf, dass auch Valproinsäure zur Prophylaxe des Clusterkopfschmerzes eingesetzt werden kann. Hinweise für eine besondere Vorteilhaftigkeit oder Überlegenheit dieser Therapieform gegenüber den oben genannten Substanzgruppen ergeben sich dabei jedoch nicht. Bei Wirkungslosigkeit anderer Therapiemethoden kann der Einsatz von Valproinsäure erwogen werden. Dabei empfiehlt sich eine einschleichende Dosierung mit stufenweisem Aufbau der optimal wirksamen Dosis. Die Initialdosis beträgt dabei in der Regel 5-10 mg/kg Körpergewicht, die alle vier bis sieben Tage um etwa 5 mg/kg erhöht werden sollte. Die mittlere Tagesdosis beträgt für Erwachsene im allgemeinen 20 mg/kg Körpergewicht.

Eine Effektivität kann teilweise erst nach zwei bis vier Wochen beobachtet werden. Aus diesem Grunde sollte eine langsame Dosisanpassung erfolgen und der Therapieerfolg im Einzelfall abgewartet werden. Bei Erwachsenen werden in der Regel Tagesdosen von 1.000 bis 2.000 mg, verteilt auf drei Einzelgaben, verabreicht. Valproinsäure kann als Therapeutikum der 3. Wahl eingesetzt werden. In einer aktuellen placebokontrollierten Studie mit 96 Patienten konnte keine signifikante Wirksamkeit von Valproinsäure in der Prophylaxe des Clusterkopfschmerzes festgestellt werden, in der Placebogruppe fand sich eine Responserate von 62 %, in der Verumgruppe von 50 %.

3.11.9. Topiramat

In einer offenen Studie wurde über eine Wirkung von Topiramat bei 9 von 12 Patienten berichtet. Maximale Dosen von 200 mg per Tag wurden eingesetzt.

3.11.10. Gabapentin

In einer weiteren offenen Studie wurde von einer Wirkung von Gabapentin in einer Tagesdosis von 900 mg berichtet. 12 von 12 Patienten erlebten dabei eine schnelle und effektive Besserung. In anderen Serien konnten diese Effekte jedoch nur teilweise repliziert werden.

3.11.11. Capsaicin

Capsaicin ist ein pflanzliches Analgetikum, das aus Chili-Pfeffer gewonnen wird. Capsaicin setzt Substanz P frei, ein Neuropeptid, welches im Zusammenhang mit der neurogenen Entzündung und der Sensibilisierung von nozizeptiven Fasern eine besondere Rolle spielt. Durch die Freisetzung wird Substanz P erschöpft. Auf die erste Phase der Überreagibilität, die sich in Form von Brennen äußert, folgt eine Phase der Unempfindlichkeit. Es lässt sich dann eine Abnahme der Mikrovesikel in den sensorischen Nervenendigungen feststellen. Die Anwendung von Capsaicin bei Clusterkopfschmerzpatienten konnte in einer offenen Studie bei 67 % der Patienten eine deutliche Verbesserung des Krankheitsverlaufes erbringen. Die Capsaicin-Lösung wird dabei als Suspension in beide Nasenöffnungen gegeben. Dabei entstehen initial eine deutlich brennende Sensation der Nasenschleimhaut und eine Rhinorrhoe. Die Applikation wird über einen Zeitraum von zehn Tagen vorgenommen. Vergleichsstudien zu anderen prophylaktischen Therapiestrategien liegen nicht vor. In einer aktuellen placebokontrollierten Studie mit intranasal angewendeten Civamide (Zucapsaicin) fand sich eine Wirksamkeit bei 55,5 % in der Verumgruppe und bei 25,9 % in der Placebogruppe.

3.12. Behandlung der akuten Clusterkopfschmerzattacke

3.12.1. Sauerstoff

Als Therapiemethode der ersten Wahl zur Kupierung einer akuten Cluster-Attacke gilt die Inhalation von 100 %igem Sauerstoff. Die einzige Limitierung dieser Therapieform besteht darin, dass die Verfügbarkeit einer Sauerstoffflasche nicht immer gewährleistet ist. Allerdings stellen Sanitätsfachhandlungen tragbare Sauerstoffgeräte zur Verfügung, die der Patient ggf. mit sich führen kann. Die Therapie gründet auf der Beobachtung, dass Clusterkopfschmerzpatienten bei tiefem Einatmen am offenen Fenster eine Verbesserung ihrer Kopfschmerzsymptomatik erleben. Durch Inhalation von reinem Sauerstoff aus einer Sauerstoff-Flasche kann diese Therapiestrategie perfektioniert werden.

> Bei Applikation von 100 %igem Sauerstoff mit einem Sauerstoffgerät wird eine Dosierung von 10 l/min für 10 min gewählt. Zur bequemen Applikation des Sauerstoffs wird in der Regel eine Mundmaske benutzt. Der Patient atmet mit normaler Geschwindigkeit.

In vergleichenden Untersuchungen zeigte sich, dass das Einatmen von reinem Sauerstoff die gleiche Wirksamkeit wie die sublinguale Applikation von Ergotamintartrat besitzt. Die Sauerstofftherapie zeichnet sich durch eine besonders gute Verträglichkeit und durch einen besonders schnellen Wirkeintritt aus. Bei über zwei Drittel der Attacken kann innerhalb von sieben Minuten eine Kopfschmerzbesserung erzielt werden. Bei den übrigen Attacken kann der Wirkeintritt innerhalb der nächsten 15 Minuten erwartet werden. Von besonderer Bedeutung ist, dass die Sauerstofftherapie bei Kontraindikationen gegen Ergotamin und Sumatriptan eingesetzt werden kann. Insbesondere bestehen keine Kontraindikationen seitens des kardio-vaskulären Systems.

> Interessanterweise zeigt sich ein unterschiedliches Ansprechverhalten der Sauerstofftherapie in Abhängigkeit vom Zeitverlauf der Attacke. Eine optimale Ansprechbarkeit findet sich im unmittelbaren Attackenbeginn und im Attackenmaximum. Dagegen lässt sich die Zunahme der Schmerzattacke in der Crescendophase bis zum Erreichen des Attackenmaximums nicht verhindern. Es wird angenommen, dass der Wirkmechanismus der Sauerstofftherapie durch einen akuten aktiven vasokonstriktorischen Effekt erzielt wird.

3.12.2. Sumatriptan subkutan

> Die effektivste pharmakologische Maßnahme zur Kupierung einer akuten Clusterkopfschmerzattacke ist die subkutane Applikation von Sumatriptan. Durch Gabe von 6 mg Sumatriptan s.c. werden innerhalb von 15 Minuten über 74 % der behandelten Attacken beendet.

Die Patienten können die Substanz jederzeit eigenständig mit einem Autoinjektor applizieren und sind damit unabhängig von einem unhandlichen Sauerstoffgerät. Höhere Dosierungen als 6 mg zeigen keine bessere Effektivität. In Langzeitstudien ergeben sich keine Hinweise dafür, dass die große Effektivität von Sumatriptan zur Kupierung der akuten Cluster-Attacke im Laufe der Zeit nachlässt oder dass das Nebenwirkungsprofil sich verändert.

Die Frage, wie häufig Sumatriptan in der Kupierung der Cluster-Attacke eingesetzt werden kann, ist bisher noch nicht abschließend geklärt. Es kann sein, dass während der Einstellungsphase einer prophylaktischen Therapie noch eine große Attackenfrequenz (bis zu 8 Attacken täglich) besteht. In dieser Situation ist zu bedenken, dass der Clusterkopfschmerz eine außerordentlich große Behinderung der Patienten bedeutet und in aller Regel mit schwersten Schmerzen einhergeht. In Langzeituntersuchungen wurde von einzelnen Patienten die normalerweise empfohlene Maximalapplikation von 2 x 6 mg pro Tag Sumatriptan um ein Vielfaches überschritten. Komplikationen sind dabei nicht aufgetreten. Im Ausnahmefall muss also erwogen werden, ob im Hinblick auf mangelnde Therapiealternativen bis zum Eintreten der Wirksamkeit einer prophylaktischen Therapie eine Überschreitung der maximalen Tagesapplikation verantwortet werden muss. Dies kann jedoch immer nur im Einzelfall entschieden werden.

> Grundsätzlich ist zu beachten, dass Sumatriptan keinesfalls parallel zu einer prophylaktischen Therapie mit Ergotamintartrat oder Methysergid eingesetzt werden darf. Unproblematisch ist die Gabe von Sumatriptan in Verbindung mit Kortikosteroiden, Lithium und Kalziumantagonisten. In jedem Fall ist primär eine optimale prophylaktische Therapie anzustreben. Mit den heutigen Möglichkeiten sollte es in aller Regel möglich sein, in kürzester Zeit eine deutliche Reduktion der Attackenfrequenz oder gar ein Sistieren herbeizuführen.

3.12.3. Nasale Applikation eines Triptans

Eine Alternative zu Sumatriptan s.c. ist die nasale Anwendungsform von Sumatriptan 20 mg oder Zolmitriptan 5 mg. Allerdings ist die Zuverlässigkeit der Effektivität bei nasaler Applikation aufgrund nicht vorliegender Studien nicht vorhersehbar. Eigene Erfahrungen zeigen, dass im Einzelfall eine gute Wirkung zu beobachten ist, viele Patienten jedoch nicht darauf ansprechen.

3.12.4. Ergotalkaloide

Bei oraler oder rektaler Applikation von Ergotamintartrat ist die Zeit bis zum Wirkeintritt in der Regel unzumutbar lang, nicht selten kommt es vorher zu einer Spontanremission der Attacke ein. Eine schnelle Applikationsform ist die intramuskuläre Applikation oder die sublinguale Route. Zur diesen Applikationswegen liegen jedoch im wesentlichen nur offene Studien vor. Darin werden Erfolgsraten von ca. 60-70 % kupierten Clusterkopfschmerzattacken nach 30 Minuten beschrieben.

Als Alternative ist auch die i.m.-Applikation von Dihydroergotamin (DHE) erwogen worden. Kontrollierte Studien zur Wirksamkeit und Verträglichkeit sind jedoch nicht bekannt, und deshalb können keine gesicherten Angaben über diese Therapieform erfolgen. Zusätzlich ist die Anwendung limitiert, da ein Autoinjektor nicht zur Verfügung steht.

3.12.5. Intranasales Cocain oder Lidocain

Als weitere Option zur Kupierung von Clusterkopfschmerzattacken kann intranasales Lidocain eingesetzt werden. In einer placebokontrollierten Studie fand sich bei Nitroglycerin-induzierten Clusterattacken eine promte Remission der Schmerzen nach 31 Minuten bei intranasaler Anwendung von Cocain (10 %-ige Lösung, Cocainhydrochlorid 1 ml, entsprechend 40-50 mg je Anwendung) und nach 37 Minuten bei Anwendung von Lidocain (10 %ige Lösung, 1 ml). In der Placebogruppe zeigte sich eine Besserung erst nach ca. 59 Minuten.

Auswahl	Dosierung
Sauerstoff	10 l/min für 10 Minuten sitzend oder stehend über Mundmaske einatmen
Sumatriptan s.c.	Imigran 6 mg s.c.® im Glaxopen
Sumatriptan nasal Zolmitriptan nasal	Imigran® nasal 20 mg Ascotop® 5 mg nasal
Lidocain intranasal	Xylocain® Pumpspray Lösung

Tab. 3.5: Theraie der akuten Clusterkopfschmerz-Attacke.

3.13. Operative Maßnahmen

> Im Hinblick auf die mannigfaltigen Therapiealternativen mit großer Wirksamkeit haben operative Therapiemaßnahmen heute nur noch historischen Stellenwert.

Im wesentlichen wurden zwei Therapiestrategien durchgeführt, die Durchtrennung oder Dekompression des Nervus intermedius bzw. des Nervus petrosus superficialis major und direkte Eingriffe im Bereich des Nervus trigeminus.

3.14. Unwirksame bzw. obsolete Therapieverfahren

Übliche Analgetika, seien es Opioid- oder Nicht-Opioid-Analgetika, sind in der Therapie der akuten Cluster-Attacke wirkungslos. Da Cluster-Attacken nach dreißig bis sechzig Minuten spontan abklingen können, wird von vielen Patienten irrtümlicherweise angenommen, dass dieses Abklingen durch die Applikation eines Analgetikums erzielt wird. Die Folge ist, dass über Jahre oder Jahrzehnte unnötigerweise ineffektive und nebenwirkungsträchtige Medikamente eingenommen werden. Ohne Wirksamkeit sind auch Carbamazepin, Phenytoin, Betablocker, Antidepressiva, Histaminantagonisten, Biofeedback, Akupunktur, Neuraltherapie, Lokalanästhetika, physikalische Therapie und jegliche Form der Psychotherapie.

Anhang

4. Anhang

4.1. Informationsmedien

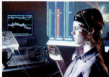

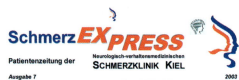

Abb. 4.1: "SchmerzEXPRESS". Patientenzeitung der Schmerzklinik Kiel (weitere Informationen ☞ http://www.schmerzklinik.de/html/schmerzexpress.html).

4.2. Regeln zur Migränebehandlung

Diese sind als Merkblatt für den Patienten in der Abb. 4.2 aufgeführt.

4.3. Persönlicher Migränepass, Tipps Für Migräne-Patienten und Kieler Kopfschmerz-Fragebogen

4.3.1. Einführung des Autors

Liebe Patientin, Lieber Patient,

Jeden Morgen werden in Deutschland rund 900.000 Lebenstage durch Migräne zerstört. Hämmern im Kopf, das nicht aufhört. Das Leben ist finsterer Abgrund, das Dasein vollkommene Qual, Übelkeit und Schmerz. Wenn man Glück hat, ist es nach einigen Stunden vorbei, wenn man Pech hat, hält es noch drei Tage an. Aber es bleibt die Angst. Denn bald, vielleicht schon morgen, melden sie sich wieder, die Explosionen im Kopf, die das Leben zur Hölle machen.

Nur drei von zehn Betroffenen wissen, dass der Name dieser Qualen Migräne heißt. Viele haben kein Konzept zu ihrer Erkrankung, nicht einmal einen Begriff für ihr Leiden, keinen Weg zur Linderung.

Dieser *MIGRÄNE-PASS* soll helfen, dem entgegenzuwirken. Migräne ist eine Krankheit, eine eigenständige Krankheit, kein Symptom von irgend etwas Anderem.

Sie finden im *KIELER KOPFSCHMERZFRAGEBOGEN* die genauen Kriterien. Zehn Tipps sollen Sie in der Vorbeugung unterstützen.

Die TRIPTANSCHWELLE hilft ihnen, den richtigen Zeitpunkt für die Einnahme der Attackenmedikation zu finden.

Der *KIELER KOPFSCHMERZKALENDER* dokumentiert den Verlauf.

Ich wünsche Ihnen alles Gute und viel Erfolg in der Behandlung.

Prof. Dr. med. Dipl. Psych. Hartmut Göbel, Kiel

4.3.2. Zehn Tipps für Migräne-Patienten

1. Erkennen und meiden Sie Ihre persönlichen Migräneauslöser!

2. Beim Ausfindigmachen Ihrer individuellen Auslöser kann Ihnen ein "Kopfschmerz-Kalender" und eine Checkliste mit den wichtigsten Auslösefaktoren helfen. Füllen Sie sie regelmäßig aus! Vorlagen finden Sie im Migränepass im Anhang.

3. Lernen sie "nein" zu sagen. Lassen Sie sich nicht zu Dingen drängen, die den von Ihnen vorgegebenen gleichmäßigen Rhythmus außer Takt bringen - es kommt schließlich auf Sie an!

4. Achten Sie auf sehr regelmäßige Essenszeiten!

5. Treiben Sie regelmäßig gesunden Sport - zum Beispiel Schwimmen, Radfahren, Wandern; das hilft Ihnen und Ihrem Gehirn zu "entspannen"!

6. Versuchen Sie eine besonders ausgeglichene Lebensführung. Ein sehr gleichmäßiger Tagesablauf kann Kopfschmerzen verhindern!

7. Behalten Sie einen gleichmäßigen Schlaf- und Wachrhythmus bei - vor allem am Wochenende: Deshalb am Wochenende Wecker auf die gewohnte Weckzeit einstellen und zur gleichen Zeit frühstücken wie sonst auch. Das ist zwar hart, kann aber das Wochenende vor Migräne schützen. Nach dem Frühstück können Sie sich gerne wieder ins Bett legen.

8. Lernen Sie das Entspannungstraining "Progressive Muskelrelaxation nach Jacobson". (CD-Kurse siehe www.neuro-media.de). Üben Sie regelmäßig!

9. Entwickeln Sie eine größere Distanz zu den scheinbar unabänderlichen Dingen des Alltages und werden Sie gelassener. Sie können sich zwar über alles ärgern, Sie sind jedoch nicht dazu verpflichtet. Gut geplante, regelmäßige Pausen sind der Geheimtip für einen produktiven Tag.

10. Beachten Sie die Einnahmeregeln für Ihre Medikamente. Vorbeugende Medikamente müssen regelmäßig über mehrere Monate verwendet werden, sie wirken meist erst nach mehreren Wochen. Nehmen Sie Medikamente zur Behandlung der akuten Attacke ein, sobald Sie eine Migräneattacke erkennen. Verwenden Sie die Triptanschwelle zur Identifikation des besten Zeitpunktes. Verwenden Sie Akutmedikation maximal an 10 Tagen pro Monat. Verwenden Sie keine Akutmedikation, die nicht zuverlässig bei Ihnen wirkt. Mäßig wirksame Medikamente, die oft benötigt werden, können die Attackenhäufigkeit erhöhen. Lassen Sie sich ein wirksames Medikament verordnen, das zuverlässig wirkt.

4.3.3. Details

Eine Auswahl wichtiger Passagen hierzu findet sich in den Abb. 4.3 bis 4.9.

Regeln zur Migräneattackenbehandlung

1. Frühzeitige Einnahme (Triptanschwelle 5 Punkte)

2. Gesamte empfohlene Attackenmedikation auf einmal einnehmen, nicht teilen

3. Bei unzureichender Wirkung oder Auftreten von Wiederkehrkopfschmerz:
   - Attackenmedikation erneut einnehmen (alle Tabletten)
   aber
   - frühestens 4 Stunden nach Ersteinnahme
   und
   - maximal 2x / 24 Stunden

4. *Maximal* an 10 Tagen pro Monat Schmerz/Migränemittel einnehmen!

5. Nie verschiedene Triptantypen oder Triptane und Ergotamin gleichzeitig beziehungsweise zeitnah einnehmen. Mindestens 24 Stunden Abstand einhalten.

6. Verwenden Sie keine Akutmedikation, die nicht zuverlässig bei Ihnen wirkt. Mäßig wirksame Medikamente, die oft benötigt werden, können die Attackenhäufigkeit erhöhen. Besprechen Sie mit Ihrem Arzt einen Wechsel des Medikamentes.

7. Beachten Sie die Einnahmeregeln für Ihre übrigen Medikamente. Vorbeugende Medikamente müssen regelmäßig über mehrere Monate verwendet werden, sie wirken meist erst nach mehreren Wochen.

8. Halten Sier auch bei guter Wirkung Ruhe nach der Medikamenteneinnahme ein.

9. Dokumentieren Sie die Einnahme auf Ihrem Schmerzkalender.

Schmerzklinik Kiel
Prof. Dr. H. Göbel

Abb. 4.2: Regeln zur Migränebehandlung für den Patienten.

KIELER KOPFSCHMERZ-FRAGEBOGEN

Beantworten Sie bitte folgende Fragen:

Treten bei Ihnen Kopfschmerzen auf, die so oder ähnlich aussehen?

- Dauer ohne Behandlung: 4 bis 72 Stunden
- anfallsweises Auftreten, zwischen den Anfällen keine Kopfschmerzen
- einseitiges Auftreten
- pochender, pulsierender oder hämmernder Schmerz
- Übelkeit, Erbrechen, Lärm- oder Lichtempfindlichkeit können den Schmerz begleiten

Falls bei Ihnen solche oder ähnliche Kopfschmerzen auftreten, beantworten Sie bitte die folgenden Fragen. Treten solche Kopfschmerzen bei Ihnen nicht auf, setzen Sie bitte die Beantwortung bei der Frage 13 fort.

1. Dauern diese Kopfschmerzanfälle 4 bis 72 Stunden an, wenn Sie kein Medikament einnehmen oder eine Behandlung erfolglos bleibt?
☐ Ja ☐ Nein

2. Können sich diese Kopfschmerzen auf eine Kopfhälfte beschränken?
☐ Ja ☐ Nein

3. Können diese Kopfschmerzen einen pulsierenden Charakter haben?
☐ Ja ☐ Nein

4. Können diese Kopfschmerzen Ihre übliche Tagesaktivität erheblich beeinträchtigen?
☐ Ja ☐ Nein

5. Können diese Kopfschmerzen beim Treppensteigen oder durch andere körperliche Aktivität verstärkt werden?
☐ Ja ☐ Nein

6. Können diese Kopfschmerzen von Übelkeit begleitet werden?
☐ Ja ☐ Nein

7. Können diese Kopfschmerzen von Erbrechen begleitet werden?
☐ Ja ☐ Nein

8. Können diese Kopfschmerzen von Lichtempfindlichkeit begleitet werden?
☐ Ja ☐ Nein

9. Können diese Kopfschmerzen von Lärmempfindlichkeit begleitet werden?
☐ Ja ☐ Nein

10. Sind bei Ihnen schon mindestens fünf Kopfschmerzanfälle aufgetreten, die der Beschreibung entsprechen?
☐ Ja ☐ Nein

11. Wie lange leiden Sie an solchen Kopfschmerzanfällen? Geben Sie bitte die entsprechende Anzahl in Jahren an:
☐ Jahre.

12. An wievielen Tagen pro Monat leiden Sie durchschnittlich an entsprechenden Kopfschmerzanfällen? Geben Sie bitte die Anzahl der Tage pro Monat an:
☐ Tage.

Abb. 4.3: Kieler Kopfschmerz-Fragebogen Teil 1.

KIELER KOPFSCHMERZ-FRAGEBOGEN

13. Treten bei Ihnen Kopfschmerzen auf, die man wie folgt beschreiben kann?

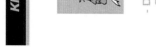

- Dauer ohne Behandlung: 30 Minuten bis 7 Tage
- beidseitiges Auftreten
- kann anfallsweise oder täglich auftreten
- drückender, ziehender, dumpfer Schmerz
- kein Erbrechen oder starke Übelkeit

Falls bei Ihnen solche oder ähnliche Kopfschmerzen auftreten, beantworten Sie bitte die folgenden Fragen: Treten solche Kopfschmerzen bei Ihnen nicht auf, ist die Befragung abgeschlossen.

14. Dauern diese Kopfschmerzen gewöhnlich 30 Minuten bis maximal 7 Tage an, wenn Sie kein Medikament einnehmen oder eine Behandlung erfolglos bleibt?
☐ Ja ☐ Nein

15. Können diese Kopfschmerzen einen dumpfen, drückenden bis ziehenden Charakter haben?
☐ Ja ☐ Nein

16. Können Sie trotz dieser Kopfschmerzen Ihrer üblichen Tagesaktivität nachgehen?
☐ Ja ☐ Nein

17. Können diese Kopfschmerzen bei Ihnen beidseitig auftreten?
☐ Ja ☐ Nein

18. Bleiben diese Kopfschmerzen durch körperliche Aktivitäten (z.B. Treppensteigen) unbeeinflusst?
☐ Ja ☐ Nein

19. Können diese Kopfschmerzen von Übelkeit begleitet werden?
☐ Ja ☐ Nein

20. Können diese Kopfschmerzen von Erbrechen begleitet werden?
☐ Ja ☐ Nein

21. Können diese Kopfschmerzen von Lichtempfindlichkeit begleitet werden?
☐ Ja ☐ Nein

22. Können diese Kopfschmerzen von Lärmempfindlichkeit begleitet werden?
☐ Ja ☐ Nein

23. Sind bei Ihnen schon mindestens zehn Kopfschmerzanfälle aufgetreten, die der angegebenen Beschreibung gleichen?
☐ Ja ☐ Nein

24. An wievielen Tagen pro Monat leiden Sie durchschnittlich an solchen Kopfschmerzanfällen? Geben Sie bitte die entsprechende Anzahl an:
☐ Tage

25. Leiden Sie schon länger als sechs Monate an solchen Kopfschmerzen?
☐ Ja ☐ Nein

26. Seit wievielen Jahren leiden Sie an solchen Kopfschmerzen? Geben Sie bitte die entsprechende Zahl an:
☐ Jahre

Abb. 4.4: Kieler Kopfschmerz-Fragebogen Teil 2.

4.3. Persönlicher Migränepass, Tipps Für Migräne-Patienten und Kieler Kopfschmerz-Fragebogen   125

Checkliste Auslösefaktoren Migräne

- ☐ Stress
- ☐ Auslassen von Mahlzeiten
- ☐ Angst
- ☐ Wetterumschwung
- ☐ Sorgen
- ☐ Klimawechsel
- ☐ Traurigkeit
- ☐ Fönwind
- ☐ Depression
- ☐ Helles Licht
- ☐ Rührung
- ☐ Überanstrengung der Augen
- ☐ Schock
- ☐ Heißes Baden oder Duschen
- ☐ Erregung
- ☐ Lärm
- ☐ Überanstrengung
- ☐ Intensive Gerüche
- ☐ Körperliche Erschöpfung
- ☐ Nahrungsmittel
- ☐ Geistige Erschöpfung
- ☐ Gewürze
- ☐ Änderung des normalen Tagesablaufes
- ☐ Medikamente
- ☐ Wochenende
- ☐ Alkohol
- ☐ Spätes Zubettgehen
- ☐ Achten auf die schlanke Linie
- ☐ Langes Schlafen
- ☐ Menstruation
- ☐ Urlaubsbeginn oder -ende
- ☐ Blutdruckänderungen
- ☐ Reisen
- ☐ Tragen schwerer Gewichte

PERSÖNLICHER MIGRÄNEPASS

Auswertung Kopfschmerz-Fragebogen

Migräne

	Kriterien	erfüllt
Frage 1	ja	☐
Fragen 2 – 5	mindestens zwei ja	☐
Fragen 6 – 9	mindestens zwei ja	☐
Frage 10	ja	☐

es müssen alle Kriterien erfüllt sein.

Episodischer Kopfschmerz vom Spannungstyp

	Kriterien	erfüllt
Frage 14	ja	☐
Fragen 15 – 18	mindestens zwei ja	☐
Fragen 19,20	beide nein	☐
Fragen 21,22	mindestens ein nein	☐
Fragen 23,24	23 = ja und weniger als 15 Kopfschmerztage pro Monat	☐

es müssen alle Kriterien erfüllt sein.

Chronischer Kopfschmerz vom Spannungstyp

	Kriterien	erfüllt
Fragen 15 – 18	mindestens zwei ja	☐
Frage 20	nein	☐
Fragen 19,21,22	mindestens zwei nein	☐
Fragen 24,25	25 = ja und mind. als 15 Kopfschmerztage pro Monat	☐

es müssen alle Kriterien erfüllt sein.

Abb. 4.5: Persönlicher Migränepass.

TRIPTAN-SCHWELLE

Wann Sie ein Triptan einnehmen sollten:

Oft bestehen Unsicherheiten, ob beginnende Kopfschmerzen sich zu einer Migräneattacke entwickeln und zu welchem Zeitpunkt Triptane eingenommen werden sollten. **Die Triptanschwelle** gibt Ihnen den Zeitpunkt an, an dem der Einsatz dieser Medikamente in einer Migräneattacke sinnvoll ist.

Beschreiben Sie in der Tabelle Ihre momentanen Kopfschmerzen. Erreichen Sie einen Punktewert *von mindestens 5*, ist **die Triptanschwelle** überschritten und Sie können sich mit dem Ihnen empfohlenen Triptan behandeln.

Beachten Sie dabei bitte nachfolgende Regeln:

Triptanschwelle

Symptom	Ausprägung	Punkte	Kopfschmerzanfall 1	2	3	4	5
Schmerzstärke	stark	2					
	mittelstark	1					
	leicht	0					
Schmerzort	einseitig/ umschrieben	2					
	beidseitig/ diffus	0					
Schmerzcharakter	pochend, pulsierend	2					
	dumpf-drückend	0					
Schmerzverstärkung bei Bücken und körperlichen Aktivitäten	ja	1					
	nein	0					
Übelkeit/ Erbrechen	ja	2					
	nein	0					
Licht- und Lärmüberempfindlichkeit	ja	1					
	nein	0					
		Ihr Punktwert					

Triptan-Regeln

- Bei Migräne mit Aura Triptane erst nach Ende der Aura einnehmen, wenn die Kopfschmerzen beginnen!
- Wiederholung der Einnahme von Triptanen ist bei Wiederkehrkopfschmerzen möglich! Abstand von mindestens 2-4 Stunden (je nach Triptan) einhalten. Insgesamt maximal 2 Einzelgaben in 24 Stunden!
- Triptane maximal an 10 Tagen im Monat anwenden.
- Kontinuierlich Kieler Kopfschmerzkalender führen

Abb. 4.6: Triptanschwelle (☞ auch Abb. 1.15).

4.3. Persönlicher Migränepass, Tipps für Migräne-Patienten und Kieler Kopfschmerz-Fragebogen

KIELER KOPFSCHMERZ-KALENDER

Kopfschmerzanfall	1	2	3	4	5	6	7	8	9	10	11	12	13	14	15	16	17	18	19	20
Datum																				
Schmerzstärke 1=schwach; 2=mittel; 3=stark; 4=sehr stark																				
Einseitiger Kopfschmerz																				
Beidseitiger Kopfschmerz																				
Pulsierend oder pochend																				
Drückend; dumpf bis ziehend																				
Hinderlich bei üblicher Tätigkeit																				
Verstärkung bei körperlicher Aktivität																				
Übelkeit																				
Erbrechen																				
Lichtscheu																				
Lärmscheu																				
Anfallsdauer																				
Medikamente 1: ___ 2: ___ 3: ___																				
Wirkung gut / mäßig / schlecht																				

Abb. 4.7: Kieler Kopfschmerz-Kalender Teil 1.

Abb. 4.8: Kieler Kopfschmerz-Kalender Teil 2.

4.3. Persönlicher Migränepass, Tipps Für Migräne-Patienten und Kieler Kopfschmerz-Fragebogen

VERORDNETE MEDIKAMENTE

Vom Arzt verordnete Medikamente

Medikament	Dosierung

Änderung von Medikamenten und Dosierung ab: _____

Medikament	Dosierung

Änderung von Medikamenten und Dosierung ab: _____

Medikament	Dosierung

Änderung von Medikamenten und Dosierung ab: _____

Medikament	Dosierung

Abb. 4.9: Medikamentenübersicht.

Index

A

ACE-Hemmer 71
Acetylsalicylsäure
    bei Ankündigungssymptomen 26
    bei episodischem Spannungskopfschmerz 90
    bei leichter Migräneattacke 27
    Migräneprophylaxe 66
    Migränetherapie 27
Allegro® 31, 47
Almogran® 31, 47
Almotriptan 39
    Eigenschaften 46
    Migräneattacke 31
Amitriptylin 62
    bei chronischem Spannungskopfschmerz 94
    Prophylaxe von Spannungskopfschmerzen 98
Analgetikanephropathie 28
Ankündigungssymptome 26
    Medikamente bei 26
Antidepressiva
    Migräneprophylaxe 60
    Prophylaxe von Spannungskopfschmerz 98
Antiemetika
    bei Wiederkehrkopfschmerzen 34
    in der Migräneakuttherapie 26
    Kombination mit Triptanen 36
Antikonvulsiva 64
AscoTop® 31, 43
Aspirin® Migräne 27
Attackenkupierung 23
Attackenprophylaxe 23
Aura 17
    Definition 14
    visuelle 17
Aurasymptome 14

B

ben-u-ron® 27
Benzodiazepine 92
Betarezeptorenblocker zur Migräneprophylaxe ... 57
Biofeedback 23
Botox® 73
Botulinumtoxin
    bei Spannungskopfschmerz 96
    Migränetherapie 71
Bruxismus 96

C

Capsaicin 114
CGRP 32
Citalopram 95
Clusterkopfschmerz
    Abgrenzung zu Migräne 106
    Auslösefaktoren 104
    chronischer 110
    Dauer 103
    Definition 102
    Diagnose 104
    Differentialdiagnose 106
    Epidemiologie 102
    episodischer 102, 110
    Klinik 103
    klinische Untersuchungen 105
    Pathophysiologie 107
    Prophylaxe 111
    Provokationstests 105
    Schmerzcharakteristika 104
    Verhaltenstherapie 110
Cocain 116
Codein 28
Coffein 28, 29
craniozervikale Dystonie 96
Cyclandelat 58, 59

D

Desipramin 94
Dexamethason 50
Diazepam 50
Diclofenac-Kalium
    bei Ankündigungssymptomen 26
    bei leichter Migräneattacke 27
    Migränetherapie 28
Dihydroergotamin 67
Dimenhydrinat 26
Dolormin®-Migräne 28
Domperidon 78
    bei Ankündigungssymptomen 26
    bei leichter Migräneattacke 26
Dopamin 19
Dopaminrezeptor 19
Dopaminrezeptor-Antagonisten 19
Doxepin 94
Dreierkombination 29
Dysport® 73

E

Edukation 22
Eletriptan 39
    Eigenschaften 44
    Migräneattacke 31
empty neuron theory 20
Entzündungsmediatoren 32
Ergotalkaloide 31
    Clusterkopfschmerzprophylaxe 111
    Clusterkopfschmerztherapie 116
    Migräneprophylaxe 67
Ergotamintartrat 111

F

Feverfew 67
Flunarizin 59
Fluoxetin 95
Flupirtin 92
Fluvoxamin 95

Frovatriptan 39
    Eigenschaften 47
    Migräneattacke 31
Furosemid 50

G

Gabapentin
    Clusterkopfschmerzprophylaxe 114
    Migräneprophylaxe 63
Glaukom 106

H

Hormontherapie 76

I

Ibuprofen
    bei episodischem Spannungskopfschmerz 90
    bei leichter Migräneattacke 27
    Migränetherapie 27
Ibuprofen-Lysinat 28
Imigran® 31, 40
Imipramin 94
Internetadressen, verschiedene 22, 120

K

Kalziumantagonisten zur Migräneprophylaxe 58
Ketanserin 95
Kieler Kopfschmerz-Fragebogen 123, 124
Kieler Kopfschmerz-Kalender 127, 128
Kombinationspräparate 28, 92
Kopfschmerz
    sekundärer 25
    symptomatischer 107
Kopfschmerz vom Spannungstyp
    allgemeine Therapierichtlinien 86
    chronischer 87
    Definition 82
    Epidemiologie 83
    episodischer 87
    Klassifikation 82
    medikamentöse Therapie 88, 93
    Pathophysiologie 83
Kortikosteroide 113

L

Levomepromazin 50
Lidocain 116
Lisinopril 71
Lisurid 61
Lithium 112
Lysinacetylsalicylat 49, 50

M

Magnesium 67
Masseterspasmus 85, 96
Maxalt® 31, 45
medikamenteninduzierter Dauerkopfschmerz 25
    durch ASS 66
    durch Ergotamine 31, 67
    durch Kombinationspräparate 28, 51
    durch Naproxen 67
    durch Triptane 32, 40, 52
    und Migräneprophylaxe 72

MELAS-Syndrom 20
Metamizol 91
    Migräneattacke 49
Methysergid 19
    Clusterkopfschmerzprophylaxe 112
    Migräneprophylaxe 61
Metoclopramid
    bei Ankündigungssymptomen 26
    bei leichter Migräneattacke 26
    Migräneattacke 49
    Status migraenosus 50
Metoprolol 59
Migräne
    Abgrenzung zu Clusterkopfschmerz 106
    Definition 14
    Epidemiologie 15
    familiäre hemiplegische 20
    Fehler in der Therapie 50
    genetische Prädisposition 20
    Kinder und Jugendliche 77
    Klassifikation 15
    Klinik 14
    medikamentöse Therapie 23
    menstruelle 75
    ohne Aura 16
    Pathophysiologie 15
    und Schwangerschaft 76
    und trigeminovaskuläres System 18
    Verhaltenstherapie 21
Migräneattacke
    Erstmaßnahmen durch den Arzt 49
    leichte 26
    medikamentöse Therapie 31
    schwere 30
Migräne-Kranit® 27
Migräneprophylaxe
    allgemeine Regeln 52
    bei Begleiterkrankungen 56
    Fehler bei der 53
    Indikationen 52
    Kindesalter 78
    Medikamentenauswahl 54
    Ziele 52
Muskelrelaxanzien 92, 96
Mutterkornalkaloide 31
Mutterkraut 55

N

Naproxen
    bei episodischem Spannungskopfschmerz 90
    menstruelle Migräne 75
    Migräneprophylaxe 66
    Migränetherapie 27
Naramig® 31, 43
Naratriptan 39
    bei Ankündigungssymptomen 26
    Eigenschaften 43
    Migräneattacke 31
    Migräneprophylaxe 74

Stichwortregister

Neurobloc® 73
Neurokinin A 32
neuronale Theorie der Migräne 17
Nortriptylin 94
NSAR 68
    bei chronischem Spannungskopfschmerz 95
    bei episodischem Spannungskopfschmerz 90

O

Opioidanalgetika 92
Oromandibuläre Dysfunktion 85
    Therapie 88
Östrogen 75

P

Paracetamol
    bei episodischem Spannungskopfschmerz 90
    bei Kindern 78
    bei leichter Migräneattacke 27
    Migränetherapie 27
Paroxetin 95
paroxysmale Hemikranie 102
    Abgrenzung zu Clusterkopfschmerz 106
Patienteninformation 122
pericraniale Muskelschmerzempfindlichkeit 83
Persönlicher Migränepass 125
Pestwurzextrakt 67
Petasitis spissum 67
Pfefferminzöl 89, 93
Phenazetin 28
Phenazon 28
    bei leichter Migräneattacke 27
    Migränetherapie 27
Pizotifen 61, 62
    Clusterkopfschmerzprophylaxe 114
Progressive Muskelrelaxation (PMR) nach Jacobson 22
Prokinetika 36
Propranolol 59
Proxen® 27
Psychoedukation 22

R

Reizabschirmung 25
Relpax® 31, 44
Rizatriptan 39
    Eigenschaften 45
    Migräneattacke 31

S

Sauerstofftherapie 115
Schwangerschaft und Migräne 76
Serotonin
    und Migräne 19
    und Triptane 40
Serotoninrezeptorantagonisten zur Migräneprophylaxe 61
Sertralin 95
Sinus cavernosus 108
spreading depression nach Leão 17
SSRI 95
Status migraenosus 49

Stress 19, 22
    muskulärer 85
Substanz P 32
Sumatriptan 39
    Clusterkopfschmerz 115
    Eigenschaften 40
    Migräneattacke 31
    Nasenspray 42
    s.c. 42
    Zäpfchen 42
SUNCT-Syndrom 106, 107
sympathisches Nervensystem 19

T

Tanacetum parthenium 67
Thomapyrin® 29
Topamax®-Migräne 65
Topiramat 64
    Clusterkopfschmerzprophylaxe 114
    Migräneprophylaxe 65
Trazodon 95
Trigeminusneuralgie 107
Triggerfaktoren 20
Triptane
    Anwendungsbeschränkungen 47
    Anwendungshinweise 36
    Einnahmeregeln 36
    Kombination mit NSAR 34
    Kontraindikationen 33
    Nebenwirkungen 34
    Pharmakologie 39
    Vergleich verschiedener 37
    Vorteile 32
    Wirkungsweise 32
Triptanschwelle 35, 40, 126

V

Valproinsäure 64
    Clusterkopfschmerzprophylaxe 114
    Migräneprophylaxe 63
vaskuläre Theorie der Migräne 15
Venlafaxin 95
Verapamil 112
Verhaltensmedizin 22
VIP 32
Vitamin B_2 69
Voltaren®-K Migräne 28

W

Warnsymptome 25
Wiederkehrkopfschmerzen 34

Z

Zolmitriptan 39
    Eigenschaften 43
    Migräneattacke 31

Klinische Lehrbuchreihe
... Kompetenz und Didaktik!

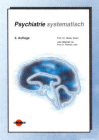
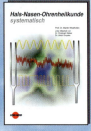
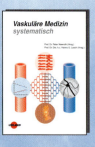
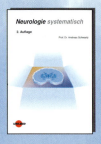
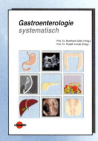
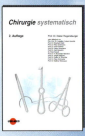
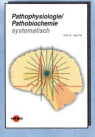
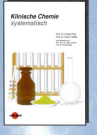
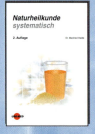
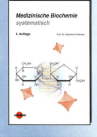
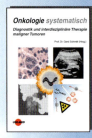
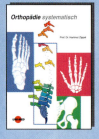
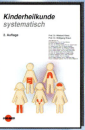
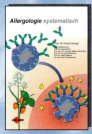
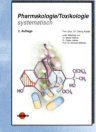
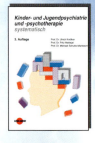
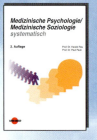
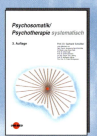
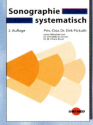
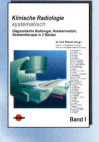
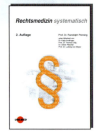
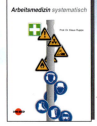
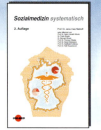
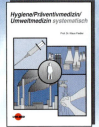
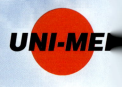

Psychiatrische Fachliteratur von UNI-MED...

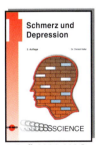

Schmerz und Depression
2. Aufl. 2006, 112 S.,
ISBN 3-89599-939-3

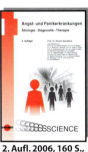

Angst- und Panikerkrankungen
Ätiologie - Diagnostik - Therapie
2. Aufl. 2006, 160 S.,
ISBN 3-89599-840-0

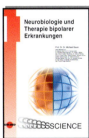

Neurobiologie und Therapie bipolarer Erkrankungen
1. Aufl. 2005, 144 S.,
ISBN 3-89599-899-0

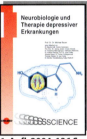

Neurobiologie und Therapie depressiver Erkrankungen
1. Aufl. 2004, 136 S.,
ISBN 3-89599-849-4

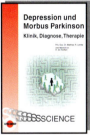

Depression und Morbus Parkinson
Klinik, Diagnose, Therapie
1. Aufl. 2002, 76 S.,
ISBN 3-89599-627-0

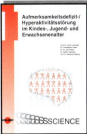

Aufmerksamkeitsdefizit-/Hyperaktivitätsstörung im Kindes-, Jugend- und Erwachsenenalter
1. Aufl. 2004, 140 S.,
ISBN 3-89599-617-3

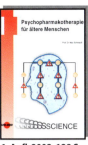

Psychopharmakotherapie für ältere Menschen
1. Aufl. 2003, 128 S.,
ISBN 3-89599-694-7

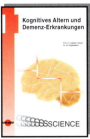

Kognitives Altern und Demenz-Erkrankungen
1. Aufl. 2003, 68 S.,
ISBN 3-89599-681-5

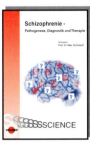

Schizophrenie - Pathogenese, Diagnostik und Therapie
1. Aufl. 2002, 336 S.,
ISBN 3-89599-659-9

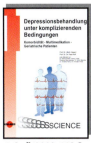

Depressionsbehandlung unter komplizierenden Bedingungen
Komorbidität - Multimedikation - Geriatrische Patienten
1. Aufl. 2003, 112 S.,
ISBN 3-89599-459-6

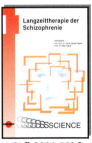

Langzeittherapie der Schizophrenie
1. Aufl. 2004, 160 S.,
ISBN 3-89599-823-0

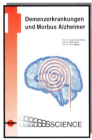

Demenzerkrankungen und Morbus Alzheimer
1. Aufl. 2005, 128 S.,
ISBN 3-89599-802-8

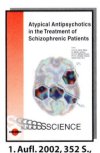

Atypical Antipsychotics in the Treatment of Schizophrenic Patients
1. Aufl. 2002, 352 S.,
ISBN 3-89599-528-2

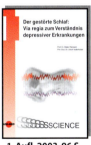

Der gestörte Schlaf: Via regia zum Verständnis depressiver Erkrankungen
1. Aufl. 2003, 96 S.,
ISBN 3-89599-626-2

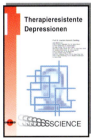

Therapieresistente Depressionen
1. Aufl. 2004, 176 S.,
ISBN 3-89599-822-2

Topaktuelle Spezialthemen!

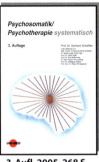

Psychiatrie systematisch
6. Auflage
6. Aufl. 2005, 440 S.,
ISBN 3-89599-166-X

Psychosomatik/Psychotherapie systematisch
3. Auflage
3. Aufl. 2005, 268 S.,
ISBN 3-89599-165-1

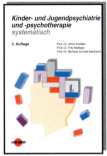

Kinder- und Jugendpsychiatrie und -psychotherapie systematisch
3. Auflage
3. Aufl. 2003, 448 S.,
ISBN 3-89599-159-7

Und für den Fall der Fälle - die Standardwerke!

...vertreibt Ängste und Sorgen!

Neurologische Fachliteratur von UNI-MED...

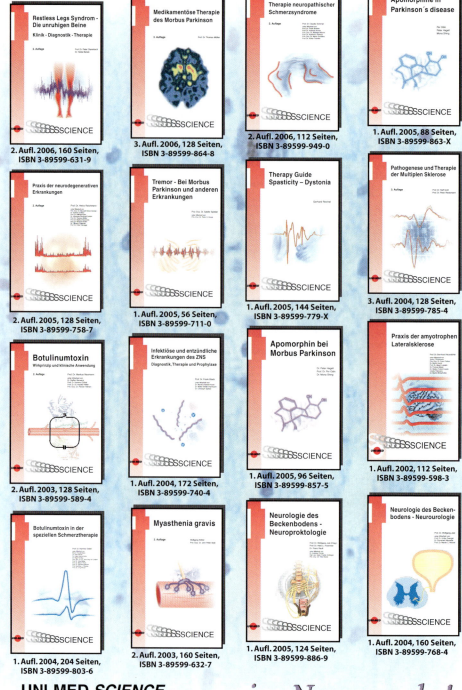

UNI-MED SCIENCE -
topaktuelle Spezialthemen!

...reine Nervensache!

UNI-MED Verlag AG • Kurfürstenallee 130 • D-28211 Bremen
Telefon: 0421/2041-300 • Telefax: 0421/2041-444
e-mail: info@uni-med.de • Internet: http://www.uni-med.de